U0288558

慢病管理
实务图解

吴一帆　邹　涛　主编

刘旭生　林美珍　主审

全国百佳图书出版单位

化学工业出版社

·北京·

慢性非传染性疾病简称慢性疾病或慢病，疾病迁延难愈，甚至可能伴随终身。慢病管理是一个基于患者、医师、护士等专业人员共同合作而建立的慢性疾病防治模式。本书内容介绍了慢病管理的基本理论、信息登记与硬件建设、患者检测与评估、慢病管理推广与社区延伸等慢病管理基础知识；具体介绍了高血压病、糖尿病、慢性肾脏病、中风患者的慢病管理基本流程及中医养护等知识，并通过图片演示患者如何在家中进行康复活动。

本书内容着重在于提高医护人员及慢病患者的慢病管理相关知识和技能，有效控制病情、提高患者生存质量。适合从事慢病工作的医护人员、慢病患者及家属阅读参考。

图书在版编目（CIP）数据

慢病管理实务图解 / 吴一帆，邹涛主编. —北京：
化学工业出版社，2018.6（2024.2重印）
ISBN 978-7-122-31900-5

Ⅰ．①慢… Ⅱ．①吴… ②邹… Ⅲ．①慢性病-防治-图解 Ⅳ．①R4-64

中国版本图书馆CIP数据核字（2018）第069077号

责任编辑：陈燕杰
责任校对：王素芹　　　　　　　　　　　　装帧设计：关　飞

出版发行：化学工业出版社（北京市东城区青年湖南街 13 号　邮政编码 100011）
印　　装：北京虎彩文化传播有限公司
710mm×1000mm　1/16　印张 13¼　字数 210 千字　2024 年 2 月北京第 1 版第 5 次印刷

购书咨询：010-64518888　　　　　　　　　售后服务：010-64518899
网　　址：http://www.cip.com.cn
凡购买本书，如有缺损质量问题，本社销售中心负责调换。

定　　价：85.00 元

编写人员名单

随着社会的发展，人口老龄化问题加剧，慢性非传染性疾病发生率快速上升，已成为威胁我国乃至全世界居民健康的主要问题。

慢性非传染性疾病简称慢性疾病或慢病，其治疗不同于急性疾病，有自身的特点：①疾病迁延难愈，甚至可能伴随终身。②治疗的目标是控制病情，而不是治愈疾病。③疾病的发生、发展与不良生活习惯密切相关，疾病有效控制的关键在于纠正不良生活习惯，而不单纯只是用药。

因此，为了提高医疗服务效率和管理水平，国内外正在积极探索医疗卫生体制的改革，以更好地适应慢性疾病治疗，这场改革中，一个重要的概念就是慢病管理。

慢病管理是一个基于患者、医生、护士和其他学科专业人员共同合作而建立的慢性疾病防治模式。针对慢性疾病发生、发展各个阶段采取相应措施，以团队合作的形式共同对抗疾病，其基本理念是"自我管理"。该理念认为，慢性疾病防治中，患者应该掌握改变不良生活习惯的知识技巧，掌握疾病和用药的各种必要知识，掌握与医护人员有效沟通的技能，积极主动防治疾病，成为对抗疾病的主角。医护人员以教练员的身份陪伴终身，通过与患者反复沟通，持续教育和正确引导，提高患者的自我管理能力，减少疾病发生、发展的相关危险因素，有效地控制疾病发展，同时减少用药，减少个人社会经济负担。这一理念在国外已有较成熟的模式，带给慢性疾病患者很多帮助，近年来在国内也逐渐兴起。

2012年，我国15个部委联合发布《中国慢性病防治工作规划(2012—2015年)》，这是我国第一个国家级慢性病综合防治规划。截至2012年年底，全国已有30个省份累计创建了140个国家级慢性病综合防控示范区；由原卫生部、全国爱国卫生运动委员会办公室和中国疾病预防控制中心联合发起的全民健康生活方式行动已覆盖全国62.6%的县(区)。目前，由于缺乏统一的慢病管理标准和规范，各地区慢病管理机构所提供的服务和技能水平参差不齐，影响了慢病管理的质量。广东省中医院从2009年开展慢病管理，通过不断摸索，积累了较丰富的慢病管理经验，并撰写发布了与慢病管理相关的首个健康教育地方标准。

为了尽快提高广大医护人员开展慢病管理的水平，让慢病患者获得规范和优质的医疗服务，我们组织编写了本书。本书编写人员均为从事慢病管理第一线工作的医护人员。可以说，本书内容是编写团队多年慢病管理的经验总结，着重在于提高医护人员对慢病管理相关知识和技能的理解及认识，内容丰富、视角独特，注重临床实操性，力求使所编写的内容具有科学性、实用性。

由于编者水平有限，书中难免有疏漏之处，请广大读者批评指正。

编者
于　广东省中医院
2018 年 3 月

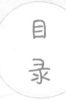

目录

第一篇　基　础　篇

第二篇　提 高 篇

第三篇　实　践　篇

第一篇

基础篇

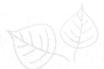

第一章
慢病管理理论与概述

第一节　　慢病管理的由来

一、慢性疾病的概念

慢性疾病（简称慢病）是指一种长期存在的疾病状态，表现为逐渐的或进行性的组织器官结构病理改变或功能异常，其特点是起病隐匿，病因复杂，病程长（大于 3 个月），疾病后期的致死率、致残率高，与不良生活方式密切相关，主要包括慢性传染性疾病和慢性非传染性疾病。目前在我国各种政策规定和实验研究中，慢病的管理对象是"慢性非传染性疾病"，包括恶性肿瘤、心脑血管疾病、糖尿病及代谢性疾病、慢性阻塞性肺疾病、慢性肾脏病、骨质疏松、神经精神性疾病等。

二、慢病管理的概念

慢病管理（chronic disease management，CDM）是指组织慢病专业医师、药师及护理人员，为慢病患者提供全面、连续、主动的管理，以达到促进健康、延缓慢病进程、减少并发症、降低伤残率、延长寿命、提高生活质量并降低医药费用的一种科学管理模式。

三、慢病管理的由来

慢病管理的发展是一个漫长的过程，并于近年来迅速发展。2010 年世界卫生组织（WHO）数据显示，慢性病已经成为威胁人类健康和发展的首要问题。20 世纪以来，随着工业化的进展，人们的生活水平逐渐提高，生活方式也随之改变，伴随而来的是慢性病发生率的上升，慢性病所带来的经济负担也随之加重。据有关资料显示，美国 1997 年因慢病致残和死亡引起的间接费用为 540 亿美元，其中用于糖尿病的直接医疗费用为 441 亿美元，1998 年用于肥胖及相关问题的直接或间接费用为 992 亿美元。因此，发达国家为了降低医疗系统的支出，率先进行了慢病管理的探索。比如，早在 1936 年美国康奈狄格州就开始肿瘤登记系统的探索，至 1972 年全美肿瘤研究所在 11 个独立的地理区域建立了以人群为基础的肿瘤登记系统，许多发展中国家也相继效仿并建立了地区或全国的肿瘤登记系统。类似的慢病信息监测模式还包括 1984 年美国建立的行为危险因素监测系统（BRFSS），1984 年 WTO 实施了心血管疾病监测项目（MONICA）。到 21 世纪以来，欧美等发达国家已建立了慢病照护模式（chronic care model, CCM）、慢病信息监测系统、慢病临床路径管理模式、自我管理模式（CDSMA）、社区卫生定向服务模式（COPC）等慢病管理模式，并取得了较好的成效。

在我国，自 20 世纪五六十年代开始周期性大规模单病种的流行病学调查，并于 80 年代开始逐步建立我国地区的慢病信息监测系统，至今为止尚未建立全国统一的慢病防治系统。在《中国居民营养与慢性病状况报告（2015年）》中指出，伴随工业化、城镇化、老龄化进程加快，我国慢性病发患者数快速上升，现有确诊患者 2.6 亿人，是重大的公共卫生问题。慢性病病程长、流行广、费用高、致残致死率高。慢性病导致的死亡已经占我国总死亡的 85%，导致的疾病负担已占总疾病负担的 70%，是群众因病致贫返贫的重要原因，若不及时、有效地控制，将带来严重的社会经济问题。目前国内开展的慢病管理尝试主要在社区，《常见慢性病社区综合防治管理手册》已经出版，但是尚未对医院等医疗机构的慢病管理作出规范，而且由于政策支持、经费、人员等不足，社区医院的慢病管理开展缓慢，质量参差不齐。

近年来，随着慢性疾病诊治新理念的深入人心，在全世界范围内，慢病管理开始迅速发展并出现各种新颖的模式。

第二节　慢病管理的核心意义

慢病管理目的在于从生物—心理—社会医学模式出发，全方位、多角度地为慢病患者提供健康服务，注重对各种危险因素进行积极干预，传播医药卫生知识，为慢病患者提供科学合理的健康促进、用药指导以及人文关怀。达到这个目的的一个最重要的核心就是让慢病患者学会自我管理。

患者自我管理的定义是以患者为主导，在卫生专业人员的指导和协助下，患者自己承担起主要的治疗和预防性保健任务，通过掌握慢性病防治的必要知识来提高生活质量，延长健康寿命。慢性病的自我管理涉及生理、心理、社会等方面，主要强调患者主动参与管理症状和维持治疗，减少疾病对日常生活的影响；管理的目的是改善临床结局、提高生活质量和尽可能维持正常的生活。卫生专业人员对患者进行系列培训，教给患者自我管理所需知识和技能，增强患者对自身所患慢性病的了解，从而成为"内行患者"，既能够掌握自身所患慢性病的相关知识，又能够达到主要依靠自己解决慢性病给日常生活带来的各种躯体和情绪方面问题的目的，从而增强自己治疗疾病的信心。

慢病自我管理最初出现于20世纪70年代Thomas Creer提出"Asthma Self Care"模式，后于90年代由美国斯坦福大学患者教育研究中心的学者Professor Kate Lorig发扬光大，研发出多项慢性病自我管理教育服务。适合所有慢性患者的慢性病自我管理方法——"慢性病自我管理项目"(chronic, disease self-management program, CDSMP)，这套理念及课程在美国、澳洲、欧亚各国均普遍应用，并翻译成多种语言，为患者教育及如何管理自己的健康展开新的一页。而在我国慢病自我管理主要在社区医院开展，研究属于起步阶段，内容主要集中在饮食、治疗、心理和社会方面，目前还缺乏大型的科研和临床研究项目。

Corbin和Strauss提出慢性病患者进行自我管理需要完成三大方面

的任务：①医疗或行为管理（medical management）：指通过定期服药或医学检查、改变膳食和避免其他高危行为、使用一些辅助装置等来照顾自己的健康问题。②角色管理(role management)：建立和保持在社会、工作、家庭和朋友中的新角色，从而继续履行自己的责任和义务，正常参加工作、与家人朋友相处等。③情感管理(emotion management)：指处理和应对疾病所带来的各种情绪，妥善处理情绪的变化，如抑郁、焦虑以及恐惧等。

在慢病自我管理模式中，医患关系是互相参与的，医务人员是患者的伙伴、健康顾问、教师，能够为患者提供治疗建议，而患者是积极参与者，要能做到定期监测和反馈症状，能够对自身疾病进行"自我管理"。在医务人员与患者学习交流和治疗过程中，让患者逐步形成以下几个技能，逐步发展为"内行患者"。

（1）解决问题的技能（problem solving）　在管理疾病的过程中，患者能够认识自身问题所在，能与他人一起找到解决的方法，积极尝试解决自身问题并能够帮助他人，并评估使用该方法是否有效。

（2）制订决策的技能（decision making）　学会与医护人员一起制订适合自己的、切实可行的目标、措施和行动计划。

（3）获取和利用资源的技能（resource utilization）　知道如何从医疗机构或社区卫生服务机构、图书馆、因特网、家人朋友等渠道，获取和利用有利于自我管理的支持和帮助。

（4）与卫生服务提供者建立伙伴关系　学会与卫生服务提供者交流沟通、相互理解和尊重、加强联系，最终建立起伙伴关系，共同管理疾病。

（5）采取行动的技能（taking action）　学习如何改变个人的行为，制订行动计划并付诸实施，确保对行动的信心和决心，对采取的行动进行评估，不断完善自己的行动计划，以使其更易于实施。

第三节 慢病管理团队的构建和管理架构

高效的管理需要有优质的团队作为保障，慢病管理尤其需要团队合作才能保证管理的全面化。慢病管理的核心在于培养内行患者，核心任务是患者的培训教育和持续随访。最终目的是要让患者能够合理地调整生活方式，规范自身的医疗行为，更好地应对和管理疾病。无论是三甲医院还是社区都需要基于这个理念和目的来构建慢病管理团队。

一、慢病管理团队的构建

一支多专业多学科的慢病管理团队是慢病管理的基础，团队应由慢性病诊治专家（包括不同专业的）、慢病管理护士、营养师、临床药师、心理咨询师、运动学专家以及内行患者、志愿者等组成。

1. 慢性病诊治专家（中医或西医）

慢性病诊治专家是慢病管理团队重要的专业技术指导，必须对该领域疾病的诊治和慢病管理知识有充分的认识，具有一定的权威性；是团队的灵魂人物，诊断治疗患者疾病，制订慢病管理计划，指导团队其他成员工作，甚至亲自指导患者如何实施自我管理。

2. 慢病管理护士

如果说慢性病诊治专家是整个团队的灵魂，那么慢病管理护士则是团队支柱，是整个慢病管理流程的协调人，不仅需要协调管理所有患者，还需要协调团队内各个成员，确保给予患者最适宜的自我管理方案。具体的工作包括随访、评估、宣教，甚至一部分的营养教育和心理辅导工作。

3. 营养师

营养师是慢病管理团队的另一重要角色，最好持有营养师资格，条件受限时也可以由慢病管理护士兼任。营养师的职责在于配合团队其他成员从患者疾病角度制订合理的营养方案。具体的工作包括饮食方案制订、饮食操作指导、营养评估等。

4. 临床药师

临床药师主要是管理慢性病患者的药物使用问题，最好由专业的临床药师担任，条件受限时也可以由慢病管理护士兼任。慢性病患者因为疾病的复杂性常常需要服用很多种药物，这些药物之间是否存在相互作用，怎样保证患者的用药依从性，都是需要仔细指导的。具体工作包括指导患者合理用药，保证患者用药依从性，避免使用对病情有害的药物等。

5. 心理咨询师

慢性病是一个漫长的过程，患者可能需要长期服药并配合各种治疗，长期与疾病共处，容易出现精神抑郁，甚至对疾病治疗丧失信心，出现自暴自弃等行为。因此，心理咨询师有着重要的作用。具体工作包括心理评估、心理咨询疏导以及必要的心理治疗。

6. 运动学专家

运动是生活方式干预的重要内容，运动学专家可以从专业角度指导运动方案以及评估患者的生理状态是否适合运动、适合怎样的运动。因此，运动学专家也是慢病管理团队的重要一员。

7. 内行患者

内行患者是指具有一定的慢性疾病自我管理知识，能够对自身病情有较客观的理解，并能维持较好的生活方式、医疗行为以及心理状态的这样一类较高素质的患者。这类患者也可成为慢病管理团队的一员，一方面可起到很好的模范作用，另一方面还能鼓励其他患者树立对慢性病治疗的信心。

8. 志愿者

慢病管理会涉及很多方面的工作，如果团队有志愿者的加入，也会起到很好的作用。

二、慢病管理架构

管理架构是建立在团队基础之上的，以患者为核心，整合团队资源为患者量身定制随访计划和教育培训内容，慢病管理护士负责具体随访和教育培训，及时反馈患者的各种问题并协调团队内部做出相应的方案调整。定期的质量评估和分析有利于促进持续质量改进和提高团队协作能力（图1-3-1）。专家团队为决策的制定者，慢病管理护士为决策实施的协调人，患者为决策的执行人，患者作为执行人，可以很好地参与管理并提出合理的意见，不再作为被动的治疗接受者，这样也可以很好地提高患者依从性，促进医患良好地沟通。

管理的核心在于实行持续质量改进，即评估—执行—反馈—再评估—调整方案—再执行，团队任何一部分都可以采取这个方法促进质量改进，专家团队可以利用患者反馈内容以及临床问题通过临床科研的手段提出结论调整方案，护士可以通过定期评估管理成效及时调整随访、教育方案，患者自身可以结合管理前后疗效和各方面生理、心理状态评估自己在管理中的获益，提高自身对疾病的认知和治疗的信心。

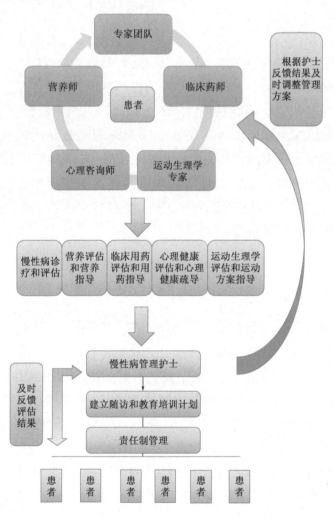

图1-3-1　慢病管理团队架构及管理流程

第四节　慢病管理场地要求

慢性病管理对场地的要求可以根据管理平台的实际情况而定，既可以是单独的大型慢病管理中心，也可以是小型的慢病管理平台，还可以是虚拟的网上慢病管理中心，场地要求不受限制。

一、大型慢病管理中心

三级医院依托较大的资源平台可以建立大型慢性管理中心，既有专业的专家团队，专职的慢病护士行责任制管理，还有较大的病源量。专家团队可以根据专科经验和指南明确相关疾病的危险因素对患者进行分层分级管理，由专职护士制订随访计划和教育方案，定期评估管理效果，其不足之处在于：①三级医院门诊量较大，如果没有专职护士或医师，普通门诊难以分身进行管理；②病源流通性较大，责任制管理相对社区医院困难；③从医疗资源角度出发，三级医院应当主攻急危重症或疑难杂症，如果承担太多慢病管理，则属于医疗资源分配不合理。

二、依托社区为主的慢病管理

社区慢病管理的实施不需要一个专门的管理平台，因为社区本身就是慢病管理的合理平台。根据《国家基本卫生服务规范》，居民需要在社区卫生服务站建立健康管理档案进行管理，这为社区的慢病管理提供了政策支持，社区医师和护士可以通过责任制管理辖区患者。但是社区医护主要为全科医师和护士，缺乏专病诊疗和管理经验，所以具体慢性病的管理措施需要三级医院的专家团队指导。社区慢病管理的缺陷在于：①无法及时与三级医院的专家团队进行管理的衔接；②三级医院和社区医院缺乏协同管理机制，患者在三级医院与社区医院的门诊之间流通，不利于社区医护的责任制管理。

三、网络慢病管理中心

信息化的慢病管理将是未来医学发展的趋势，无论是医师还是患者都可以通过信息化的管理快捷、便利获取医疗相关的管理内容及改进管理措施，而这些都可以在家完成。搭建网络慢病管理平台，可以将护士的随访工作自动化。慢病管理的内容还是需要专家团队制定，包括分层分级管理的措施和危险因素的评估，责任制的管理护士则只需要将制订好的随访计划发放给纳入管理的患者，标准化随访搜集的数据内容可以自动存储在网络数据平台便于以后分析和评估。此时责任制护士管理人数可以较门诊大大地增加，而且通过网络平台可以进行系统化的宣教和定期考核，免去门诊烦琐的操作过程。网络管理的缺陷如下：

1. 老年患者或因疾病缺陷无法使用智能手机或不能上网的患者无法纳入管理。如果有科技支持也可以研发针对这一类患者的管理工具，毕竟人口老年化会对社会带来巨大的经济和健康负担。

2. 网络数据不能完全保证真实性。

总之，慢病管理的场地是根据管理的实际需求和病例资源而定，成熟的管理平台更容易管理专科病患者并提高该类患者的依从性。

第二章

信息登记与硬件建设

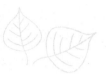

第一节　慢性疾病患者信息登记管理的基本要求

一、基本概念

信息登记是慢病管理的一个重要步骤，涵盖慢病管理整个过程。

二、目的和意义

1. 提高自我管理意识

保持慢性病患者个人健康信息的完整记录，患者可以通过一段时间内的医学检查及接受卫生服务效果的数据比较，发现自身健康状况的变化以及疾病发展的趋势等，提高自我管理的意识和识别疾病加重因素的能力，并通过主动接受医疗卫生机构的健康咨询和指导，提高疾病自我管理能力。

2. 开展循证个体医疗服务

患者信息登记档案详细、连续地记录了个人的健康问题、所患疾病及相关的危险因素，是慢病管理团队开展连续性服务的基础，是评价患者疾病进展的重要依据。从个体层面上讲，通过长期的管理和信息登记，医师有更多的机会及时发现和辨识患者存在的疾病危险因素，并通过评估动态变化，有助于开展个体化的药物和非药物治疗。通过对患者健康档案静态、动态的综合评估，实现循证个体医疗服务。

3. 实现循证群体健康管理

慢性疾病患者信息登记档案汇集了丰富的群体健康信息，通过定期汇总分析可动态监测患者疾病状况，了解人群来源、年龄、职业、时间、地区等分布，监测疾病相关危险因素（如生活方式等），及时制订适合群体的管理措施。

4. 提供科研教学资源

慢病患者信息登记档案为医学科研教学提供了重要的资料来源，对科研教学具有重要的指导意义。患者档案收集是指患者患病过程中健康状况的变化情况以及所接受的各项卫生服务记录。资料的全面性和连续性不但满足了基层卫生服务机构连续性医疗服务的需要，还可以为各种不同类型的课题研究提供资料。

5. 满足健康决策的需要

完整的慢病患者信息档案能及时有效地提供基于个案的各类卫生统计信息。卫生机构通过健康档案的汇总分析，可以对本机构、本地区卫生服务工作进展做出整体评价，并据此制定适合本单位、本地区的卫生决策信息。

三、基本内容

慢性疾病患者个人信息档案的内容主要是记载有关服务对象健康状况的系统资料。主要分为四部分：①个人的一般情况（人口学）资料；②健康行为与既往史；③家庭生活史和疾病基本信息；④危险因素以及疾病相关检查等信息的持续跟进。在完善健康档案的同时，还应包括服务对象对健康的各种需求、期望以及家庭的一般情况等，做到内容详尽，重点突出。

四、基本要求

1. 资料真实性

资料的真实性是一切资料必须具备的属性，只有真实性才有可用性。患者个人信息档案由各种原始资料组成的，这些资料必须能真实反映患者的健康状况，如实地记载患者的病情变化、诊疗经过等。记录时，对于某些不太明晰的情况，一定要通过调查获取真实的结果如实记录，对于已经记录在案的资料，不能任意改动。当患者因为各种原因不再接受慢病管理时，最好能有一个密封档案的程序，使资料不可再更改。

2. 资料的科学性

患者个人信息档案是一种医学信息资料，因而应具有可交流性，这就要求资料记录的规范化，各种图标、文字描述、单位使用等都要符合有关规定要求，做到准确无误。

3. 资料的连续性

患者个人信息档案是以问题为导向的记录方式，把个人的健康问题进行分类记录，每次患病的资料可以累加，从而保持了资料的连续性，而且通过随访表，可以把问题的动态变化记录下来。

4. 档案的编码

应统一为患者个人信息档案进行编码，编码的规则可以由具体情况决定。

5. 加强信息化建设

有条件的地区应利用计算机、手机 APP 等管理个人信息档案。

第二节　信息登记的基本流程

一、填写说明

1. 客观、准确、真实、及时、完整。

2. 填写时使用黑色、蓝黑色水笔或圆珠笔。

3. 填写使用中文和医学术语。

4. 填写务必准确、清晰，语言表达规范。不得随意涂改，错误之处纠正时需要以横线在正中划出，并签署修改者姓名缩写及修改时间。不得用橡皮擦、修正液等方式掩盖填入的原始数据。举例：99.6　90.6^{LXS} 2015-6-4。

5. 每一页都需完成，所有项目都应填写。在"□"处填入"√"表示是此项。如果此项未做，则填入"ND"；"不知道"则填入"NK"；"不能提供"

或"不适用"则填入"NA"。

6.按规定内容填写，由相应的医务人员签名。

二、档案编码方法

可以根据慢病管理团队实际情况采用不同的编码方法。

1.以医师为主体的编码方法

这种方式的编号通常由两段组成，第一段表示主诊医师是谁，一般由2~3位数或英文字母组成。第二段按纳入管理的顺序排序，表示该患者是该主诊医师的第几例管理对象，一般由3~4位数组成，如图2-2-1所示。

例如在某科室，0010001表示由陈某某医师主诊的接受管理的第一例患者，0010062表示由陈某某主任主诊的接受管理的第62例患者，0020065表示由王某某医师主诊的接受管理的第65例患者，以此类推。

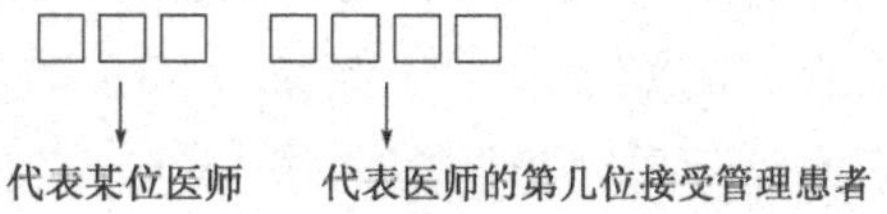

□□□　□□□□

代表某位医师　　代表医师的第几位接受管理患者

图2-2-1　以主诊医师为主要分类的编号方法

这种编号方法在实施过程中可能出现一些问题，通常处理方法如下：

（1）主诊医师改变　在诊疗过程中，患者有可能更换了主诊医师，这时编号已不能体现其本来的意义，通常可以有两种处理方法，一种是编号不变，但在备注栏中明确标明患者已更换主诊医师，这种方法的缺点是以主诊医师为单位进行数据统计时可能出现误差，但对诊疗过程不会有太大影响。第二种方法是根据患者的新主诊医师再给患者一个编号，但注明这两个编号属于同一个患者，这样诊疗过程会比较清晰，但缺点是数据统计时某些患者会有两个编号，如果备注不明确，可能人为扩大了样本量，且出现了两条重复的数据，导致结果分析出现误差，因此关键还是要在备注中做好说明。

（2）跳编号、重复编号　纸质档案编号过程中，可能由于登记人员变更等原因，造成编号错漏以及重复编号。针对跳编号则可插入新的患者档案调补跳号空缺，重复编号则须为患者重新编写档案号码，以免诊疗发生错误。

（3）重复登记档案　对于重复登记档案的患者，可在备注中标注，两个号码为同一个患者，但缺点则是分析数据容易造成误差。

2.ICD 疾病分类方法

国际疾病分类（international classification of diseases，ICD），是 WHO 制定的国际统一的疾病分类方法，它根据疾病的病因、病理、临床表现和解剖位置等特性，将疾病分门别类，使其成为一个有序的组合，并用编码的方法来表示。

这种方式的编号通常也由两段组成，第一段是 ICD 编码。第二段按纳入管理的顺序排序，表示该患者是该病种下管理的第几例对象，一般由 3～4 位数组成。

三、档案整理

档案管理要具有必需的档案保管设施设备，按照防盗、防晒、防高温、防火、防潮、防尘、防鼠、防虫等要求妥善保管健康档案，指定专（兼）职人员负责健康档案管理工作，保证健康档案完整、安全。

档案所包含的资料较多，需要装在档案袋内，档案袋的设计要便于查找和提取。通常档案是横向摆放在档案室（柜）的搁架上，因此档案袋正面右上角的顶边和右侧边可分别标上档案编号或印上不同的颜色标志，以便查找。中间部分应写上姓名、住址或诊断等。

患者个人档案的排列顺序一般为封面、个人基本信息、病情相关检查结果、各式调查量表、其他医疗服务记录等。这些资料最好装成可随时增加页数的合订本，合订本的最后应留有空白页，供辅助检查资料的粘贴。

在为患者建立档案的同时，有条件时可为其填写和发放患者档案信息卡，嘱其在复诊或随访时使用。当持有健康信息卡的患者就诊时，应由导诊人员根据其编码调取相应档案并转交给接诊医师或责任医师。

第三节　信息登记的相关硬件建设

档案室设施是维护档案安全、保障档案提供利用所需硬件的总称，主要包括档案室、档案柜架、温湿度控制、防潮、防火、防盗、防虫、防尘、防霉及计算机、网络、储存设备等。

一、档案室设施建设的基本原则

从实际出发，最大限度地维护档案的完整性及安全性，方便调取及阅览档案。维护档案的完整，一是指保持档案内容和形式的有机联系和完整；二是指保证档案材料不缺少、不遗漏、不分割。维护档案的安全，一是指不发生丢失、火灾、水浸、霉变、虫害、鼠害等损毁档案的事故；二是指防止档案内容泄密。方便调取及阅览档案，一是指运用计算机等现代化管理手段，提高档案检索和利用的效率；二是指提供安全保密的档案阅览环境、复制档案的条件和设备等。

二、档案室的建设

（1）档案室以东或南朝向为宜，墙壁要具有隔热、防潮性能。档案室位置在办公室附近，楼层选择方面，一般不选用一楼、地下室和顶楼。档案库房应集中布置，远离易燃、易爆场所，避开热水房、洗手间等潮湿、有污染源的部位。

（2）档案室门窗既要便于通风，又要便于密闭，门应具备防火防盗功能，密封性能好，门与地面的缝隙不应大于5mm；窗应为双层窗，开启窗应有密闭措施，设纱窗；档案室外门、外窗均应安装防盗网等安全防护措施。

（3）档案室地面应保持光洁、平整、耐磨，不易生尘，应有防潮措施。档案室墙体要求光洁、平整、不易生尘、坚固耐久，具有隔热、防潮、防尘、防火功能。

（4）档案室内严禁设置明火设施，在明显之处标志"严禁烟火"警示牌，线路铺设须为暗线，电源开关应设于室外，并应设有防止漏电的安全保护设置。空调设施应单独设置配电线路，并采用穿金属管保护。室内不应设置消防以外的给水点。

第四节　知情同意的重要性与规范语言的使用

一、知情同意的概念

知情同意是医患关系中涉及的一个最基本的伦理学问题。注重知情同意中各种道德问题的把握对维护患者的权利和利益、促进良好的医患关系是极其有益的。

知情同意又称知情许诺或承诺，它是指临床医师在为患者做出诊断和治疗方案后，必须向患者提供包括诊断结论、治疗决策、慢病管理参与情况、病情预后以及治疗费用等方面真实、充分的信息。

二、知情同意的现实意义

首先，患者在诊疗过程中常常处于被动告知与无知选择的弱势地位。因为医学知识缺乏和医疗信息不充分，患者对医疗的选择很难享有充分的自由和保障自己的权益。知情同意原则通过把慢病管理中的权利、义务等情况充分告知患者，能够帮助他们建立适宜的评估体系与选择能力，从而保障患者在诊疗中的决定权。

其次，知情同意有利于增加医疗活动的透明度，促进医患之间的信任。医疗信息的严重不对称，使本已处于弱势的患者面临更加不利的局面，也削弱了医患之间的信赖感。知情同意让患者及其亲属了解和参与慢病管理的全过程，可以使医方与患方处于一种崭新的关系中，从而增进医患之间的理解、信任与合作。

最后，知情同意可以提高患方应对诊疗风险的心理承受能力。一方面，医疗行为是一个多元函数。医疗活动是检查、诊断、治疗等一系列过程的集合，其效果的好坏不仅取决于医务人员的医疗技术、服务态度，而且取决于药物疗效、诊疗设备好坏、患者个体差异等多种因素。另一方面，医学手段的多样性和临床转归的多变性使医疗行为不仅是多元函数，还是多值函数，因此医疗实践中常常存在同治异效的情况，所以知情不光是知道患者自己的病情，还要知道疾病治疗中可能出现的后果。患者充分知情，可以加深对医务人员工作的理解，有利于在意外面前采取较为客观的态度，使矛盾得以化解。

总之，知情同意是患者的重要权利，是医患之间积极沟通、协商的过程。为了保证患者作出符合自身利益的决定，首先应保证患者的知情权，因为只有患者或其亲属充分知情，患者（方）才能真正地同意并做出理智的决定。只有征得患者的真正同意，才能调动患者积极的心理因素，使患者积极配合治疗，有助于提高治疗效果。

三、知情同意规范语言的使用

1. 全面
对于告知的内容和范围，首先应当达到充分的要求，即告知患者的信息足够让患者据此做出是否接受医疗行为的判断。

2. 真实
医方向患者告知应遵循实事求是原则，告知的内容要符合客观事实，不能夸大疗效或风险、不能隐瞒不良后果，也不能带有个人感情色彩。患者只有知悉真情，才能表达真实的意思。

3. 准确
告知内容应当严谨完整，表述要准确，不能有歧义。特别是在告知概率、释明概率的含义时，一定要告知清楚医疗方案成功或风险的概率是基于一群患过此种疾病并经该方案治疗后人群的情况统计出来的，对特定患者可能会发生什么后果是很难精确预测的。

4. 通俗
医方向患者告知的目的是为了让患者知情，必须简单易懂，否则患者无法理解，也就没有达到告知的目的。医方必须按照以人为本的观念，注重人文关怀，充分注意到患者理解能力的差别，适用合适的语言进行告知，避免使用英文单词、缩略语和太过专业的医学术语。

第三章

随访与软件和硬件建设

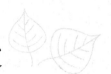

第一节　慢性疾病患者随访的基本要求

随访是指医院对在医院就诊的患者以通讯或其他方式，了解患者病情、指导患者治疗与康复，并反馈总结患者对医疗活动意见的一种医患互动、观察方法。随访是慢性疾病治疗的重要环节，规范化的随访可为患者提供科学、专业、便捷的技术服务与指导，进而可以提高患者对治疗的依从性。慢病管理团队应遵循相应的随访制度，确保慢性疾病患者及时接受随访和治疗，同时掌握第一手资料以进行统计分析、积累经验。

一、随访的分类

门诊随访，指患者通过定期到医院随诊的方式，使得医护人员能够与患者直接接触，并对患者直接观察，以及时发现慢性疾病治疗过程中存在的问题。慢性疾病常规需要门诊随访，其随访的频率需要依据专科专病情况而定。

家庭随访，指医务工作者主动前往慢性病患者的居住场所，进行医疗随访，了解患者的社会关系，并给予医疗建议和治疗等干预方式的医疗行为。家庭随访主要适用于依从性差、行动不便以及复诊困难的患者。

住院随访，主要针对部分慢性疾病人群，经过一段时间的治疗后，需要定期行常规门诊无法提供的专科检查及健康状况等评估，或病情发生变化需要住院治疗，如慢性肾脏病腹膜透析患者。

委托代随访，指患者委托家属等人，代理其本人前往医疗场所进行医疗咨询和干预等的一种随访方式。患者常为行动不便、生活无法自理或特殊疾病患者，且所患的慢性疾病无大的变化和进展，如老年性痴呆患者。

通讯随访，指通过电话、手机、因特网等设备对患者进行常规的通讯访问。适用于居住地距离医疗场所较远，不能经常复诊的患者或需要随时指导的慢性患者。现通讯随访方式多结合电子信息软件，如飞信、QQ、微信、APP 等应用软件。

二、随访的基本要求

随访的目的，是通过了解患者病情、疾病的转归等情况，为患者提供科学、专业、便捷的自我管理医疗服务与指导，进而提高疾病的治疗效果，减少并发症的发生，提升患者的生活质量及长期生存率。由于慢性疾病的病情较长，病情也是有变化的，因此对于慢性疾病的诊断与治疗也应该是动态的，才能确保治疗的正确与及时。制定规范化的随访，也能够建立起信任和和谐的医患关系，从而提高患者对治疗的依从性，也为进一步临床科学研究奠定坚实的基础。规范化的随访应遵循以下几点基本要求。

1. 主动和共同参与

医疗活动的开展，需要医疗的施体（医师与护理人员）与医疗的受体（患者及患者家属等）之间的互动才能进行。随访的医疗行为同样需要医护人员与患者共同参与。医疗施体主动随访患者，了解患者的疾病状况与发展情况，及时施加医疗干预措施，从而发挥慢病管理的既病防变和病后防复作用。疾病管理的维系不单是依赖医务人员，更重要的是两者的共同参与。

2. 客观与详实记录

随访记录的内容，是医务人员诊疗工作的记录与总结，是医疗质量技术水平、管理水平综合评价的依据。客观、详尽、完整、真实地记录患者的个人基本情况、身体疾病状况、心理状况以及生活质量、社会回归等情况，不仅可以获得疾病的信息，而且还能了解患者的发病原因、就诊意愿、疾病困扰、诊疗需求。因此，医务人员能够从社会功能角度、政府决策角度、心理角度等方面多角度的分析疾病的发生、发展与演变等情况。详实的随访记录，也为进一步的临床科学研究提供可靠的病例。其次，客观的随访记录也是解决医疗纠纷，进行医疗事故鉴定，判断医务人员过错和医疗活动与损害后果之间因果关系的重要依据。

3. 沟通与换位思考

随访在一定程度上代表医护人员与患者间的沟通能力。随访通过沟通，能够在了解疾病的同时，深入了解患者的心理需求与变化，使患者在沟通中感受医务人员的接纳，帮助患者维持和增进治疗的依从性。在门诊随访中，医务人员应当学习并运用非语言性交流（如目光、表情、手势、音质、音量、物体操控等），以促进情感交流、信息准确的传递，并从中洞察患者对医疗服务的感觉与接纳程度等关键信息，进而能够全方位、多层次的提升医疗质量；沟通的过程中应当尽可能地做到换位思考，切实考虑患者的病情、心理特征、社会角色、经济承受能力等多方面可能影响患者的因素。换位思考需要医务人员有心理学、哲学、社会学、伦理学等多学科体系一起构建的意识形态作为基础，因为医务人员工作性质所面对的人群较复杂，社会背景众多，确保在保护自己的前提下，进行良好的医患沟通是随访的前提条件。

4. 尊重与保密原则

医疗活动的展开需要医务人员与患者双方充分地信任与合作，彼此的尊重是建立信任与合作关系的基础。尊重患者是随访沟通的前提，同时是医务人员的工作态度和行为准则之一，发自内心的尊重，并充分应用谈话技巧、语言艺术，同情患者、注意患者的风俗习惯，以及个体间的差异，能够使医患之间的随访沟通保持良好的发展并持续下去。尊重患者要求医务人员随访过程中带着人文素养，着重人本主义，在语言交流和谈话过程中，表露和充满对患者的关爱与体贴。带着医学的社会和人文内涵，在医疗实践中不单单关注"人的病"，而是更多地偏向"病的人"。医疗活动的保密原则也体现了医务人员对患者私隐的尊重，也有利于双方信任关系的建立，医疗活动中询问病史的过程，常涉及患者的个人隐私，大部分人有保密的要求，切忌作为谈资和笑料进行传播，这样既尊重患者，又能保持医患之间的良好沟通。

第二节　慢性疾病患者随访基本流程

慢性疾病的随访分为首次随访和规律随访。首次随访，一般要求在患者首次就诊或出院后 1 个月内完成首次随访登记，并为患者建立慢病管理随访档案。有条件的管理中心，应当建立慢病管理电子信息服务平台，对慢性疾病患者进行信息化管理，既可以简化慢病管理的工作，又可以通过与门诊电子管理系统以及住院部诊疗系统建立联系，及时、有效地收纳符合慢性疾病管理的患者。规律随访，是在首次随访后，医务工作者针对患者个人具体情况，制订出与患者相应的个体化慢性疾病随访时间、频率等随访处方。慢性病患者病情平稳状态下，可以一直规律随访，对患者进行饮食、运动、作息等慢病管理综合方式的干预，不仅能在一定程度上延缓疾病的进展，又能对病情有监控作用，及时发现病情的改变。

一、首次随访

首次随访，通过对出院患者及首次就诊患者进行汇总和筛选，专职医务管理人员将符合纳入标准的慢病患者纳入目标管理人群，并按专科专病分目别类。首次随访主要目的：慰问患者，了解患者出院或门诊治疗后的总体情况，病情是否稳定，后续治疗情况，如服药情况、对住院期间总体满意度，并宣传慢病管理知识，预约患者下次慢病管理门诊就诊日期。首次门诊随访时，应当签署随访知情同意书，并为患者建立个人慢性疾病管理档案，档案基本要素应当包含以下两方面的内容。

1. 个人的基本情况　主要包括人口学、社会经济学、亲属信息、社会保障信息等几个方面。

人口学信息：姓名、性别、年龄、出生地、民族、文化程度、身份证号等。

社会经济学信息：联系地址、联系方式、职业状况、工作单位等。

亲属信息：婚育情况、子女数、家属姓名及电话等。

社会保障信息：医疗保险类别、医疗保险号、住院号、门诊号等。

2. 个人的医疗信息 包括生命体征、疾病病史、临床症状、体征以及相关的疾病诊断与治疗信息，如实验室检查、影像学检查、功能性检查、临床用药情况等。

二、规律随访

规律随访，是指在首次随访为患者建档后，进行长期、有计划、规律性的疾病跟踪调查访问。规律随访的目的首先在于跟进患者疾病的发展情况，对病情稳定的患者，延续常规的宣教和随诊等疾病管理，并追踪、记录其后续治疗情况；对病情进展、有恶化趋势的慢性病患者，及时进行干预措施，必要时进行转诊处理；其次是对患者行医疗水平、医疗服务等方面满意度调查等。对患者规律随访时，应当带着明确的目的，有组织、有计划地进行。随访前对随访对象进行筛选，确定随访患者名单、随访时间，准备随访相关记录表、功能和质量评估表等，并依照随访的流程，对患者进行规律的随访。按常规随诊实施方式分为门诊随访、家庭随访、住院随访和通讯随访。

随访过程中由主管医师、护理人员以及营养师、康复师、心理咨询师、中医师等组建的慢性疾病管理团队对患者进行诊治。由主管医师对慢性疾病进行全面系统的诊断与治疗，如慢病管理中心配有营养、中医等医务人员，护理人员可结合营养师、康复师、心理咨询师、中医师等意见，对患者进行健康宣教，包括饮食、运动、中医养生调护等，并完善相关评估，包括生活质量调查、心理状态评估、社会回归评估、营养状况评估和中医临床症状记录等。在建档、治疗、评估和宣教后，制订后续随访和治疗方案，同时还定期告知患者慢性疾病相关知识讲座、病友会等活动。

第三节　随访的相关硬件和软件建设

随着人口老龄化的进展，我国的慢病易患人群将会不断扩大，所以科学、规范化地建设随访硬件及软件将有助于提高慢病患者群的随访管理。

一、随访的硬件建设

1. 慢病管理中心的门诊随访硬件建设

常规配备：慢病管理随访门诊室（含教育圆桌、电脑、投影仪等音像播放设备）、随访治疗护理室、随访档案管理室（随访档案柜、随访档案夹）等。随访门诊室配有圆桌及宣教设备，随访治疗护理室是针对部分特殊的专科慢性疾病患者进行常规护理和治疗，如腹膜透析患者行腹膜平衡功能的评估；随访档案柜和档案夹的设置以便捷为原则，档案夹存放患者的医疗档案，如病例首页、随访记录单、各种医疗评估表、实验室检查单及治疗登记表等。

2. 家庭随访的硬件建设

家庭随访的硬件配备主要分三部分：一是随访对象的个人医疗档案，二是常规医疗诊治的设备，三是外派医疗专车。个人的医疗档案与门诊随访的随访档案夹类同，但家庭随访的医疗档案应当简便，能够一目了然，并随时登记患者生活居住及治疗信息。常规医疗诊治的设备有检查设备（如血压计、血糖测试仪、听诊器）、治疗用品（如生理盐水、医用酒精、医用棉垫）及各种标本采集管（如真空采血管、尿液采集管等），能够在随访中对患者行一般项目的检查、简单地处理及追踪患者的病情。

3. 通讯随访的硬件建设

通讯随访的硬件建设主要有电话座机和移动手机。慢病管理的通讯随访不单是医务人员对患者进行随访了解，而且还主动给患者提供管理中心的随访电话和手机号码，为慢性病患者提供专业咨询和处理意见，如慢性病患者病情变化，需及时就诊、转诊以及住院观察等，可由管理中心帮忙预约随访就诊以及转诊等安排。通讯随访的硬件建设还包括患者个人的慢病随访档案，此档案与门诊随访的医疗档案归为同一档案夹里，不须重复安置。

二、随访的软件建设

随着卫生信息化的不断进展，电子信息化医疗已在各级医疗单位推广，传统的纸版医疗办公应当结合电子信息化医疗，适应数字化、信息化的社会发展需求。随访的管理借助医疗电子信息化系统的相互链接，使得各个医疗环节相互连接，可实现便捷化信息提取、跨应用设备的连接，从而大幅度减少重复工作和失误，节省了医务工作者的精力与时间，所以应当积极推行基于电子信息化的慢病管理随访系统。

1.Microsoft Excel

Microsoft Excel 是微软公司的办公软件 Microsoft Office 的组件之一，可进行各种数据的录入、处理、保存、统计分析和辅助决策操作，广泛地应用于各管理、金融、医疗等众多领域。在慢病管理的随访工作中，Microsoft Excel 可以作为慢病管理人群的登记工具，其简单、方便等特点，使其成为日常医疗工作的常用工具。在基层医疗单位，如未能建立慢病管理的专门公共随访平台，可以将 Microsoft Excel 软件作为随访的基本管理软件。

2. 慢病管理随访平台

根据软件开发公司所设计的不同随访产品，慢病管理随访平台可有不同的相关功能。以广东省中医院慢病管理科的慢病管理随访平台为例，该平台集临床诊疗、患者管理、医学科研等一体化，对慢病管理的患者人群进行集约式、一体化、连续性的随访和管理。管理平台能够在随访时间点前，定时向随访对象发送随访邀请（如管理平台向患者移动手机推送随访讯息），随访对象只需及时回复随访同意回执，即可在随访时间点前往管理中心预约取号，在随访完成后，医务人员可为患者行预约下一次随访。

3. 飞信

飞信（Fetion）是中国移动推出的"综合通信服务"，实现因特网和移动网间的无缝通信服务。飞信既可以免费从 PC 端给手机发短信，而且不受任何限制，也可以在飞信手机客户端，随时随地向随访患者发送信息。慢病管理中心对慢性病患者纳入的同时均建立起飞信的连接关系，在随访时间点，既可向一位慢病患者推送随访信息，也可以一对多位患者同时推送信息，同时还具有无限发送免费短信等特点，可以减少随访人员的重复工作、节省精力和时间。飞信应在大部分能够阅读信息、使用移动手机的患者人群中推广，对于不能阅读和使用手机短信的慢病患者应当还是使用电话随访方式。

4. 腾讯 QQ

QQ 是腾讯公司开发的一款基于因特网的即时通信软件。支持在线聊天、视频通话、点对点断点续传文件等多种功能，并可与多种通讯终端相连。

慢病管理推广使用QQ软件,管理人员既可以与每位慢病管理对象建立联系,进行单对单的随访交流,还可以建立慢病管理的患者群,为随访的患者提供交流,使得病友间能够相互对彼此所患的疾病进行生活指导及精神鼓励,同时随访的医护管理者也可以针对专题探讨的问题,进行评议、指导。

5. 微信

微信是为智能终端提供即时通讯服务的免费应用程序,支持跨通信运营商、跨操作系统平台通过网络快速发送免费的语音短信、视频、图片和文字等服务。同腾讯QQ,可以一起作为慢病管理人群的手机终端应用,为随访的患者提供疾病的相关交流,其优点在于能够对某些疾病症状(如皮损、丘疹、舌象等)进行拍摄传送,同时对慢病患者的飞信信息随访起到补充作用。更重要一点,随访管理疾病的相关治疗、保健、护理等知识的传播、指导,可以通过微信的公众平台进行推送。

第四节　慢性疾病患者随访的沟通技巧与规范语言使用

一、慢病患者随访的原则

(1)出发点　一切以患者为中心的理念。

(2)七个原则　以人为本原则、诚信原则、整体原则、同情原则、平等原则、保密原则、共同参与原则。

(3)充分性　医患沟通应当确保患者、患者家属或其决策人获得足够的信息。

(4)及时性　医患沟通必须准确把握时机,及时进行。

(5)有效性　要努力克服患者由于身体、心理、语言、文化和其他方面原因造成的沟通障碍,使用沟通对象能够理解的方式和语言,确保其明确了解。

二、慢病患者随访的方式

(1)告知式　将一些必须告知患者的事项告知患者。

（2）咨询式　患者的病情、可能预后、健康教育等都属于咨询式。

（3）引导式　需要与患者达成一致，并获得患者的支持与参与。

不同的沟通目的，决定了在沟通中使用的语言，选择的场所和采用的方式，在与患者沟通前必须清楚沟通的目的，从而做出正确的选择。

三、慢病患者随访的沟通技巧

1. 随访时的仪表仪容

精神饱满，态度亲切，着装整齐，统一着医院工作服装，男职工穿衬衣打领带，规范佩戴工牌。诊室保持整洁、干净，桌上的各类文书、纸张摆放有序。接诊患者态度和蔼，语调亲切，用语文明，倾听认真，谈吐高雅，热情耐心，给患者良好的印象。

2. 慢病随访的对象

患者本人、患者的某位家属、患者的监护人或决策人。

3. 随访内容要求

随访人员要客观、详细地对患者的情况进行了解，及时、迅速地做出判断，针对患者目前的治疗、康复等情况进行指导，使患者明白疾病的发展及转归，了解自己应注意的有关事项，明白复查的项目、时间及意义，使患者能主动地配合医师治疗，提高疾病的治疗效果，改善患者的生存质量。

4. 慢病随访的工具

可通过模型、图表、书面介绍、视频等各种沟通方式加强沟通效果和提高沟通效率。

5. 随访时对时机的把握

（1）医患接触的任何时刻都是医患沟通的重要时机，必须注意自己的言行。另外，沟通时机特别留意两个注重：一是注重第一次，如第一次诊断、第一次检查、第一次见面等，初始印象对于以后的沟通成败非常关键；二是注重任何变化，如病情变化、诊疗方案的变化、服务的变化以及改变预约复诊的时间等都应及时与患者沟通，征求患者的同意。

（2）医患沟通的七个关键时机：完善慢病管理资料时（第一次见面）、检验／检查前与检验／检查后、病情发生变化（转危或好转）、入院前与出

第一篇　基础篇

028

院后、治疗方案发生变化、服务的变化、门诊复诊前与门诊复诊后。

6. 随访的基本要素

（1）一个注意　注意倾听，倾听有助于增强信任感，同时也比较容易把握患者的主要症状与需求。

（2）两个掌握　掌握病情、检查结果和治疗情况；掌握医疗费用给患者造成的心理压力。

（3）三个留意　留意沟通对象的受教育程度、情绪状态及沟通感受；留意沟通对象对病情的认知程度和对交流的期望值；留意自身的情绪反应，学会自我控制。

（4）四个避免　避免使用刺激对方情绪的语气、语调、语句；避免压抑对方情绪、刻意改变对方观点；避免过多使用不易听懂的专业词汇；避免强求对方立即接受医师的意见和事实。

7. 随访的方法

（1）变换沟通者　如随访人员与患者家属沟通有困难或有障碍时，应另换其他随访人员与其进行沟通。

（2）书面沟通　对于需要知情同意的内容必须采用书面沟通并签名，同时对丧失语言能力或需要进行某些特殊检查、治疗的患者，患者或家属不配合或不理解医疗行为的或一些特殊的患者需要留存证据的，也应采用书面形式进行沟通。但必须注意签名的使用范围，不能使签名扩大化。

（3）集体沟通　对患者及家属想知悉某种疾病的原因等医疗问题，当随访人员可能解释不肯定或不明确的，应当先请示慢病管理团队，讨论后由随访人员与患者沟通。

（4）讨论一致后沟通　疾病病情恶化时，在沟通前，慢病管理团队要相互讨论，统一认识后最好由主诊医师向家属进行解释，避免使患者和家属产生不信任和疑虑的心理。

（5）预防为主的沟通　在医疗活动过程中，如发现可能出现医疗纠纷的患者，应当立即将其作为重点沟通对象，有针对性地进行沟通，还应当将问题汇报给慢病管理团队，让大家明白患者目前可能存在的问题，做到心中有数。

（6）保护性沟通　对某些特殊疾病，如疾病进程加快，预后不良，为避免对患者疾病治疗和康复产生不利影响，随访时应由主诊医师先将患者的病情如实告知患者家属，再根据家属的意见确定是否告知患者本人及采取何种方式告知患者本人；对于患者精神较脆弱或身体状况较差时，须告知患者本人的，可委婉或暂缓告知。

（7）分层次沟通　在沟通过程中必须关注沟通人的层次，对患者心理的影响。一般的告知式和咨询式的沟通可以由专科护士完成；对于整体的治疗方案和关键性治疗手段以及贵重检查，应由主诊医师将患者病情、预后、治疗方案等详细情况，与患者及家属进行沟通。而对于疑难、危重患者或主诊医师与患者或家属沟通后有困难的，由慢病管理团队的上级医师与患者或家属进行沟通。对治疗风险较大、治疗效果不佳及考虑预后不良的患者应由慢病管理团队集体讨论后，由上级医师与患者或家属进行沟通，征得患者或家属的同意，在沟通记录中请患者或家属签字确认，必要时上报医院医教处。

（8）针对性沟通　对同类型、同阶段的慢性疾病患者，集中并组织病友会进行针对性沟通，介绍疾病发生、发展、治疗、预后、预防等知识，患者之间也可以将诊治过程中自身出现或感到疑惑的问题进行交流，由专科医师、护士对问题进行解答。

（9）随访的语言

1）随访时语言使用必须遵循的四个原则：

①语言的通俗易懂与科学严谨的结合。

②封闭式提问与开放式提问的结合。

③学会说"不"，不清楚的情况不说，猜测及没有切实把握的话不说。

④告知信息的全面性与灵活性相结合。

2）随访时语言语气技巧：

①打电话时应视患者如同在面前，面带微笑，态度真诚，表达准确，将自己良好的心态、友好的态度、亲切的问候传达给患方，营造良好的沟通氛围。

②称呼是电话沟通中的另一个关键点。在进行慢性疾病患者的随访工作时，我们已经掌握了患者的基本资料，随访时应根据年龄、性别、工作种类等信息适当地称呼患者，拉近随访人员与患者之间的距离。例如一位高血压病患者，姓何，女性，73岁，职业是教师，随访时可以称呼其为何阿姨，但如果称呼其为何老师，患者会更加开心，让患者更能体会到随访人员对其的真诚关爱。良好的开场氛围，会为接下来的随访工作奠定良好的基石。

③语气要亲切，随访电话中交流技巧是很关键的。比如其中一种语气和语言："请问您是某某吗？我是某医院高血压病的随访人员，现在做一下随访……"，生硬的态度，对方会不以为然地应付，或者干脆将电话挂掉。但如果用另一种语言和语气："请问您是某叔叔吗？我是某医院高血压病的随访人员，首先代表医院和科室向您表示问候！您上次来我院慢病门诊就诊后，我们的医护人员一直关心您的身体情况。请问您现在的血压情况怎么样啦……"对方常常会表示感谢，接下来会认真耐心地交谈，回答随访人员提出的各项疑问，也会对随访人员敞开心扉，将疾病治疗过程中的问题和不足暴露出来，便于随访人员发现问题并进一步指导患者，从而达到随访的目的。两种语气会有不同的效果，是因为第一种语气是让对方感到他（她）在为我们服务，而第二种语气则是让对方感到是我们没有忘记他（她），是在为他（她）服务。

④语言要通俗易懂。慢性疾病患者虽然在长期的就诊过程中，对本身的疾病有一定的认识，但毕竟不是专业的医护人员，知识方面存在不足或误区，还有一部分慢性疾病患者生活中要依赖家人或陪护人员，而家人或陪护人员在知识方面更加缺乏。随访人员在与之沟通的过程中，要注意知识点的沟通技巧，语言深入浅出，让患者明明白白，若是过多使用医学术语，患者一知半解，不仅不能达到随访的目的，还会让患者产生医务人员高高在上的感觉。例如，在指导患者服药方法时说："日服，一个疗程后复查"，这些话患者就很难理解。如果这样向他们解释说："你要每天坚持吃药，一天也不要停，过2个月后再到我们这里来检查。"他们就容易理解了，而且会非常感谢。

四、慢病随访规范语言的使用

1. 纳入慢病管理，完善患者资料时

您好！我是***（名字），是*********疾病管理团队的一员。（自我介绍）

您好！这是您需要填写的表格，里面包含了与您的健康情况相关的一些资料，请您认真阅读，然后如实填写。谢谢！

请将您的联系方式留给我们，方便我们将疾病相关的健康知识传递给您。

感谢您能配合我们完善这份资料，这是我们的联系方式，我们的团队会为您提供与疾病治疗、康复、保健等相关的服务，我们的服务时间是周一至六上午8：00~12：00，周一至五下午2：30~5：30。您有需要可以联系我们。

2. 随访时（以高血压为例）

*** 阿姨 / 叔叔：您好！我是广东省中医院 ******** 疾病管理团队的 ***。

您好！请问您现在方便么？我可能会占用您5分钟时间，了解您目前的服药和生活习惯情况，可以么？

谢谢您配合我们。请问您在家每天有定时测量血压吗？

请问您血压情况如何？比如您的收缩压最高多少？舒张压最高多少？什么时候最高？

请问您每天都有大便么？解大便时会不会很用力？

请问您上次门诊就诊是什么时间？

您需要在下周安排抽血和心电图检查，您的主诊医师周三上午和周五夜诊出诊，您可以先做好检验检查，复诊的时候拿结果给医师看。您看什么时候方便，我可以帮您预约好时间。

*** 阿姨 / 叔叔：根据您刚才回答问题的情况来看，您目前的血压控制得比较理想，您要继续目前的药物和生活习惯，希望下次我来电话的时候您的血压控制得更好。顺便问候您的家人，祝身体健康，万事如意。谢谢您！

第四章

培训与健康教育

第一节 慢病健康教育基本要求

一、健康教育

1. 健康教育定义

健康教育（health education）是通过有计划、有组织、有系统的社会和教育活动，促使人们自愿地改变不良的健康行为和影响健康行为的相关因素，消除或减轻影响健康的危险因素，从而达到预防控制疾病、促进健康和提高生活质量的目的。

健康教育的核心问题是促使个体和群体改变不健康的行为和生活方式，而改变行为和生活方式是艰巨、复杂的过程，许多不良行为不仅仅是个人责任，也受社会习俗、文化背景、经济条件、卫生服务等综合影响。因此，要改变不健康的行为还必须提供改变行为所必须的条件，如提供健康服务、培训健康技能、获得必要资源等，这些需要健康教育实施者提供支持，不仅要教人知，还要教人行。有了知识、兴趣、信仰、态度和习惯，才能建立起健康的信念，养成健康的行为，促进个人的健康。此外，还要采取各种方法帮助人们了解自己的健康状况并做出选择以改善健康，而不是强迫他们改变某种行为。所以,健康教育必须是有计划、有组织、有系统的教育过程,才能达到预期的目的。

2. 健康教育在慢病中的作用

随着社会发展,生活方式随之改变,人口老龄化进一步加剧,疾病谱发生变化,慢性病患病率不断增加。自20世纪70年代末开始,我国就基本完成了疾病谱的转变,死亡的主要原因从急性传染病转变为慢性病,以心脑血管疾病、恶性肿瘤以及糖尿病为主的慢性病发病率持续上升,占据死亡原因的前三位。慢性病已经成为影响人们身心健康,乃至导致死亡的主要因素,其对患者的影响是长期甚至是终身的,严重影响患者的生存质量。据世界卫生组织报道,慢性病大多是由于长期的不良生活习惯所致,比如不能合理膳食、缺乏运动、过度吸烟等。因此,控制危险因素,改变不良的生活习惯和行为,将是有效防治慢性病、降低死亡率和致残率及减轻社会负担的关键。

为了提高患者的生存质量,进行健康教育势在必行。通过实施健康教育,让患者了解疾病的知识以及注意事项,改变自身的不良习惯,科学地进行疾病管理,以改善和控制疾病,避免慢性病进一步发展、恶化。

3. 健康教育在慢病中运用

对患者实施的健康教育是一项有计划、有组织、有系统、有目标、有评价的培训,以逐步改变不良习惯,养成正确的生活习惯,从而改善和控制慢性病为目的。目前国内健康教育者主要是从事医疗服务的技术人员,在专科医疗机构主要由专科医师和护理人员承担,社区卫生服务机构主要由全科医师、社区护士、防保医师共同承担。健康教育多运用于糖尿病、高血压、中风(卒中)、慢性阻塞性肺疾病和慢性肾脏病等慢性病中,提高了依从性、知识了解程度和生活质量,有效延缓疾病的进展。

实施健康教育被众多学者和普通人群所关注,政府相关部门也在积极参与其中,使其得以广泛地开展起来。据WHO估计,1970~2000年,通过健康教育预防慢性病行动,仅在美国就使1400万人免于心血管疾病死亡,而同一时期英国挽救了300万人。成本-效益分析结果显示,每投入1元的资金进行社区高血压健康教育,就可以为国家节约心脑血管疾病治疗费用8.59元,投资效益比是1:8.59。

现今国内健康教育专职人员数量有限,专业技术水平参差不齐,成为制约健康教育工作开展的主要因素。从事人员多由医师或护理人员担当，人员的素质、专业技能等都差异很大。三级医疗有技术但是缺乏足够的时间和精力，社区医疗需求量大但是缺乏人才和专业技能，因此造成资源不均，难以服务到广大慢病患者的尴尬局面。整合有效的健康教育经验，制定规范的健康教育实施流程，推广到各级医疗机构尤其是社区医院，将是解决目前国内慢性病需求的途径之一。

二、健康教育对象

1. 患者

慢性病患者是慢病健康教育的主要对象。慢性病基本是伴随终身的疾病，健康教育是艰巨的、长期的过程。健康教育的有效实施受患者风俗习惯、文化水平和经济水平的影响。不仅要教会患者知识和技能，更重要的是树立抵抗疾病的信念，让患者自愿改变不良的健康行为和影响健康行为的相关因素，以达到预防控制疾病、提高生活质量的目的。

2. 家属

家属也是慢病健康教育的重要对象。患者的综合治疗常常需要家属的理解、鼓舞、参与和监督。慢性病多数是老年患者，知识水平不高、经济来源缺乏是健康教育有效实施的障碍。因此，需要家属参与其中，学习必需的知识和技能，协助和监督患者有效地实施治疗方案。此外，需要家属提供必需的经济支持和精神支持，给予患者抵抗疾病的信心，保证健康教育持续有效地实施。

3. 医务人员

医务人员是健康教育的传播者，他们是否具备全面、正确的疾病知识和技能，直接影响患者知识的获得。目前健康教育专职人员数量有限，专业技术水平参差不齐。因此，需要加强相关专业人员的培训，提供教育能力，保证健康教育可持续发展。

4. 社会人群

慢性病是我国乃至世界关注的公共卫生问题，患病率高、知晓率低、死亡率高是不争的事实。因此，有必要广泛地进行社会宣传和教育，提高大众对疾病的认识，从而自觉采取健康的生活方式，以降低整体人群的发病率。

三、健康教育团队

1. 临床医师

临床医师是健康教育的核心技术人员，包括专科医疗机构中的专科医师、社区卫生服务机构中的全科医师以及和专科相关其他学科的临床医师。临床医师是患者入院或门诊就诊时接触的第一人，为患者提供明确的诊断和治疗。对于慢性病患者，不仅需要长期的治疗用药方案，同时还需要配合健康的饮食和运动指导。临床医师为患者制订的综合治疗方案即是健康教育方案，并且将该方案授予护士进行宣教。此外，临床医师还监督健康教育方案实施的过程以及设计研究和改善方案。一方面，临床医师需要具备专业的理论知识，保证健康教育方案的科学性和实用性；另一方面，临床医师需要具备专业的临床技能，能处理并发症和合并症，保证健康教育实施过程的安全。

2. 责任护士

责任护士既是护理者，又是教育者。护士是患者与医师之间的桥梁，遵照实行医师下达的医嘱，向患者说明药物使用方法和日常护理。更重要的是，责任护士在健康教育中充当教育者的角色，通过有计划、有组织的教育过程，包括评估患者基本情况、实施健康教育方案、随访患者治疗情况、评价反馈等过程，达到使患者了解健康知识，改变不利于健康行为的目的。责任护士是患者的直接接触者，要求有良好的沟通能力，了解患者的需求，能有效地宣教健康教育知识。此外，责任护士需要树立权威，让患者及家属信服，提高患者依从性。在患者面前树立护士的形象，这不仅需要提高护士个人专业素养，也需要医师的配合，给予护士一定的自主实施权利。

3. 营养师

健康的饮食习惯是慢性病健康教育中重要的内容，而这需要营养师专业的指导。营养师的职责是讲授营养知识和制订健康饮食方案。目前，大部分健康教育机构缺乏专业的营养师，更多的是由责任护士来充当这个角色。

4. 心理咨询师

慢性病是长期的、缓慢进展的、迁延难愈的疾病，其漫长的患病和治疗过程，往往会给患者带来精神紧张、忧虑、抑郁、绝望等心理，影响依从性和治疗效果。需要专业的心理咨询师把握患者的情绪变化，及时给予心理疏导，让患者摆脱不良情绪，树立健康向上的理念。同样，目前大部分健康教育机构缺乏专业的心理咨询师，心理疏导工作多由责任护士来承担。

5. 内行患者

健康教育的核心是患者，不单单是简单的宣教，而是让患者自觉获取知识和改变不良生活习惯。医患之间存在年龄、文化和社会地位等差异，往往导致沟通障碍，影响健康教育的有效实施，而患者之间具有相似的生活环境、文化程度和社会地位，能够了解互相之间的需求，沟通也更为容易。因此，培养少数具有更高健康素养的内行患者，让其结合自身经验为其他患者提供健康教育知识，能够起到事半功倍的作用。

6. 社会人士

健康教育环境不仅是医院，也可以是社区、家庭、因特网等其他健康教育咨询途径。健康教育途径不仅包括在医院所进行的直接教育，还包括社会其他途径如病友间、媒体信息的学习。因此，除了医院，还要充分发掘社会中的其他健康教育资源，使其充分发挥对健康教育的作用。

四、健康教育内容

1. 基础知识

疾病的病因、发病机制、临床表现、分型、诊断标准和药物治疗等。

2. 并发症的处理

急性和慢性并发症的临床表现、检查方法、防治手段，应急处理及预防。

3. 营养学知识

饮食指导，包括每天摄入的热量、常见食物的热量、营养成分的分配、口服药物与进食的配合等。

4. 运动计划

包括运动的方式、持续时间、强度和频率等。

5. 改善生活方式的知识

包括戒烟、限酒、生活规律等。

6. 心理指导

正确对待疾病，疾病是可以预防控制的，保持让患者及家属树立起防病治病的信心和决心；教育患者及时消除不良心理因素，调节情绪，维持心理平衡；保护患者心理状态，尽量避免对患者的恶性刺激，针对患者的心理特点和矛盾，解除其心理负担，防止患者的病情恶化。

7. 自我监测

根据患者的疾病特点，教导患者定期检查和解读检测指标，包括血糖、血压、血脂、血常规、尿常规等。

8. 用药指导

包括药物的分类、服药方法和注意事项。

五、健康教育途径

1. 口头宣教

口头宣教是健康教育者宣教最直接的方式，比如门诊咨询、讲座、访谈等。通过这种方式可以有效地沟通，了解患者的需求以及获得及时反馈。但是，受到时间和场地的限制，不能随时将知识传播到每个患者。

2. 文字宣教

文字宣教是将健康教育知识以文字的形式进行传播，比如宣教单、宣传册子、杂志、报纸和展板等。这类方式不受时间和场地限制，且可供患者自主学习。

3. 实景宣教

实景宣教是通过还原真实生活的场景，将健康教育知识形象化地进行传播，比如食物模具、餐具容器、健身运动工具等。

4. 电子媒介宣教

随着现代科技的进步，产生许多电子移动传播工具，比如电视、手机、网络等。可以将健康教育知识录制成视频，通过手机、电脑等载体播放，供患者随时随地进行学习。医患交流方式不局限于面对面和电话，也可通过移动软件，比如微信、飞信、QQ等聊天工具进行互动。移动医疗也将是今后着重发展的领域，健康教育者需要掌握该方面技能，根据患者需求，选择有效的传播途径。

5. 健康教育方式

（1）讲座　讲座是最常用的一种形式，针对某个特定的主题进行系统地宣教。讲座中可运用幻灯、视频等媒体，使讲座更直观和形象。讲座地点根据人数而定，可以是教室或室外场地。通常健康教育者需要定期循环地开展讲座，以加深患者的认识。

（2）示教　有些慢性病需要患者学习技能型操作，比如血糖、血压的自我检测、食物份量的计算和特殊食物制作等。现场示教是最普遍的方式，健康教育者应事先制定好规范的操作流程和考核标准，手把手指导患者操作，并现场进行考核，保证患者学会自主操作。示教也可以用视频的形式，将操作流程制作成录像，方便患者反复再学习。

（3）同伴教育　同伴教育是具有相似经历的患者通过在一起分享观念和交流知识，用朋辈的影响力在彼此之间传递健康的知识、观念，帮助慢性病患者维持和达到自我管理的目标从而控制疾病的方式。同伴教育的形式包括培训式教育和口头相传式教育两种，培训式的教育是以分组的形式进行特定主题相关的讨论和说教；口头相传式的教育是非正规培训的同伴之间相互交流经验的一种形式。同伴教育相较于普通的医患健康教育，减少了医患之间健康素养、文化、社会地位等差异带来的沟通和传播障碍，让患者更好地掌握相关知识，提高治疗和健康行为依从性。

（4）随访　慢性病是长期的、迁延难愈的疾病，需要进行终身教育。不仅需要进行健康宣教，同时也要定期随访，评估患者治疗情况和接收反馈意见。随访可以是面对面的访谈、电话访谈或移动因特网聊天工具访谈。随访的内容包括综合治疗依从性、检测指标情况、患者意见反馈等。通过随访，不断完善健康教育方案，提高患者治疗效果和依从性。

第二节　健康教育流程图及说明

健康教育的具体流程和工作内容如图 4-2-1 所示。

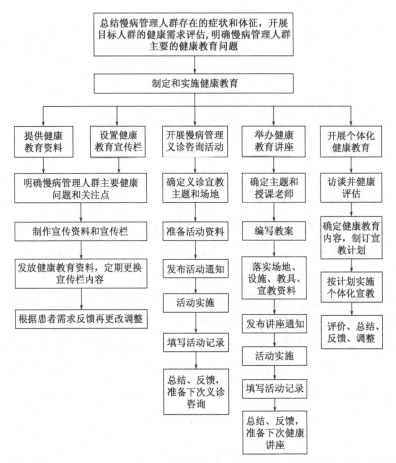

图4-2-1　健康教育流程图

一、健康教育需求的评估

1.目的

明确参与慢病管理患者的主要健康问题、行为生活方式及影响因素，明确参与慢病管理人群的健康教育需求，为制订有针对性、合理性的健康教育计划提供依据。

2.内容

（1）分病种评估参加慢病管理患者主要的健康问题：收集患者的病史。

（2）评估参加慢病管理患者与健康相关的行为生活方式及影响因素。

1）了解参加慢病管理患者的相关行为生活方式及现状，尤其对健康有危害的行为生活方式，如吸烟、酗酒、身体活动不足、膳食不合理等。

2）了解参加慢病管理的不健康行为生活方式及其影响因素，如健康知识知晓率、对健康的重视程度、讲课技能、自我管理能力等。

3）评估参加慢病管理人群的情况，如当地基本情况（政策、经济水平、风俗民情、社会文化、公共卫生资源等），患者素质（年龄、职业、文化构成）等。

3. 方法

（1）收集资料　通过收集和总结慢病管理人群门诊记录、住院记录，查阅相关文献和书籍，总结和提炼参与慢病管理患者的发病率、病因、常见症状、体征和预后等资料数据。

（2）专项调查

1）问卷调查：通过开展问卷调查，了解参加慢病管理人员的健康知识水平、健康行为持有率、不健康行为生活方式、希望获得的讲课知识和途径等。

问卷调查方法可以较全面获得健康需求评估的内容，也可以通过定期调查，动态反映上述指标的逐年变化，调查问卷设计、样本量的计算、抽样方法的确定、问卷数据的统计分析等环节因有较高的专业性，需要专业机构的帮助和指导。

2）访谈：是获取信息的一个常用方法。通过与参加慢病管理患者的接触谈话，能够获取患者组织重要的主观问题，被访谈的人也感到他们在为项目作贡献。访谈过程是一个耗费时间的过程，需要巧妙周全的构建，访谈之前要做好充分的准备和设计，针对某一健康问题和主题，请10~20个有代表性的患者进行个人访谈或小组讨论，如听取患者对慢病管理工作的意见和建议，不健康生活方式难以改变的原因等。

访谈是对问卷调查的有益补充，可以在日常工作中随时征询和收集患者的意见和建议。

二、制订健康教育计划

健康教育计划主要是制订健康教育内容和设置健康教育方式。根据健康教育评估，了解患者的主要健康问题、不良行为方式以及其他影响因素后，就可以个体化制订健康教育内容，包括基础知识宣教、药物指导、营养管理、运动管理和心理教育等。健康教育方式有很多种，包括发放宣传教育资料、设置健康教育宣传栏、开展健康教育咨询活动、举办健康知识讲座和开展个体化健康教育等，而我们应该在了解患者的需求和接受能力的基础上来选择合适的健康教育方式。更重要的是，健康教育计划应该是持续的、有效的、符合实际的，要不断在实践中调整计划，形成相对固定而持久的健康教育模式。

三、提供健康教育资料

健康教育资料是基于患者的主要健康问题，并且要兼顾患者的理解能力而整理出来的。一份好的教育资料不仅能够解决患者的实际问题，并且能让每个患者感兴趣以及读懂内容。健康教育资料可以是文字材料，也可以结合图片和动画，只要能让患者理解正确的宣教内容就行。

四、设置健康教育宣传栏

健康教育宣传栏相对于健康教育资料来说比较固定，一般放置于医院或社区显眼的地方。此外，要根据患者反馈的情况定期更新宣传栏。

五、开展健康义诊咨询活动

健康义诊咨询活动是针对某一类患者举办的医患答疑活动，解决患者的健康问题。首先要确定义诊的主题和场地，主题一般是某一类发病率较高的慢性疾病，场地的安排可以是医院或社区广场等空间和人口密度较大的地方。然后拟定和发放义诊咨询活动通知，可以通过纸质宣传和网络宣传等各种途径。活动当天统筹安排，保证活动有序地进行，并且要记录活动的过程。活动后期总结反馈，分析存在的问题，为下一次义诊活动做好准备。

六、举办健康知识讲座

健康知识讲座是由专家根据某一主题以授课的形式进行宣教的方式。授课老师一般拥有丰富的慢病管理经验，可以是医师，也可以是专职护士。

讲座的内容和形式决定了是否能够吸引到患者来听课，因此教案的准备尤其重要，主题要反映患者的实际健康问题、材料要文字和图片相结合、讲课风格要幽默风趣等等。跟义诊咨询活动一样，要确定好场地、发放活动通知、统筹安排现场、记录活动过程、总结和反馈。

七、开展个体化健康教育

个体化健康教育针对的是一个或几个共同健康问题的患者进行深入宣教的方式。在前期访谈和评估的基础上，健康教育者制订个体化的健康教育计划。前期准备后，约一个或几个患者，在一个安静和氛围融洽的地方，如圆桌会议室，或家中。大家坐在一起，针对某个健康问题展开讨论，宣教者要循序渐进地引导，最后分析和解决问题。

第三节　健康教育处方在慢病管理中的运用

一、健康教育处方

健康教育处方是由各级健康教育所、医院和社区卫生服务中心结合某一疾病的主要病因、常见症状、治疗原则、预防保健和康复的方法等相关基本卫生知识、技能，并由这些医疗机构组织专家编写的，以书面的形式告知患者和家属。

相比其他健康教育模式，健康教育处方具有个性化和实用性的优点。不同于宣传栏、访谈和讲座，健康教育处方不受时间和地点限制，可以随时方便患者携带在身上阅读和学习。同时，健康教育处方具有个性化特点，是专职人员通过收集病史、分析和评估病情，充分考虑患者的疾病特征、年龄和生活习惯等特点，设计出适合该患者的健康教育方案。

健康教育处方又有别于医师开的药方。医药处方是患者到医院就诊，具有处方权的医师经过各项检查以后，根据对患者所患某种疾病的诊断而开具的，患者在治疗过程中需要服用药物名称、剂量和用法，均明确写在处方纸上。而健康教育处方是基于改变患者不良生活方式和提高依从性为目的设计的，包括用药原则、饮食运动指导、心理疏导等，是一种便于患者保存和阅读的健康教育印刷材料。健康教育处方的制定者不限于具有处方权的医师，而是由医师、责任护士、相关专职人员和患者以及家属共同参与制定的。

目前健康教育处方逐渐运用于慢性病患者中，尤其是高血压和糖尿病，具有改善症状、延缓疾病进展和提高依从性的作用。

二、健康教育处方的原则

1. 科学性原则

科学性是保证健康教育处方有效性的关键。健康教育处方传播的卫生知识必须要有科学依据，不能将道听途说、一己之见、没有经过科学定论的信息要点写在健康教育处方中。因此，处方的制定应该由具有相关专业知识和技能的专职人员参与。

2. 针对性原则

要保证健康教育处方的传播效果，必须强调其针对性。由于到医疗卫生机构的患者疾病特征、文化程度、经济条件、风俗习惯、个人爱好等因素差异大，所以健康教育处方要专病专方，不能在一个处方上同时涵括数种疾病。健康教育处方也不能完全公式化，要针对不同的疾病特点、层次和需求的患者突出健康教育处方的个性化，提出具有针对性的健康教育具体指导方案。因此，处方制订前需要全面评估患者的病情和需求，并且由患者和家属参与制订过程，不断反馈评价，制订成适合患者的健康教育方案。

3. 通俗性原则

为了使健康教育处方具有更好的传播效果，必须针对患者的文化程度和兴趣爱好等不同因素，考虑健康教育处方的通俗性。编写健康教育处方要尽量避免使用令人费解的专业术语，要将这类词语转化成患者易懂的文字，可以适当添加图画使处方更形象、生动易懂。

4. 实用性原则

如果在健康教育处方中传播的自我保健知识是患者难以做到的，或是难以实现的，健康教育处方就失去了实用的意义。具有符合患者需求、具有可操作性、简洁易懂是健康教育处方的实用性原则。因此，健康教育者实施处方前需充分考虑患者的需求，实施过程中评估应用情况，不断完善健康教育处方，保证处方的可操作性。

三、实施健康宣教处方流程

1. 收集病史

患者初诊或初次入院时，首先是收集病史，包括现病史、既往史、过敏史和个人史，进一步明确诊断和了解患者需求，这是制订个性化健康教育处方的前提。病史往往是由专科医师或全科医师收集。

2. 分析和评估

收集病史后要进行分析和评估。根据病史分析患者的疾病特征和生活习惯，尽可能地用准确、客观、定量的语言对不利于患者健康的行为进行描述。分析和评估工作往往是由责任护士负责，医师进行监督和指导。

3. 治疗方案设计

经过收集病史、分析和评估病情后，设计综合治疗方案。必须明确，健康教育处方针对具体的疾病、特定的人或特定的问题。需要做到以下几点：第一，确定治疗目标；第二，选择适合患者的具体方法；第三，树立患者治疗疾病的信心，鼓励坚持实施健康教育方案。

健康教育处方应该包括用药原则、饮食和运动指导、心理疏导、自我检测、并发症处理以及下次复诊时间。除了医师和责任护士，还需要营养师和心理学家等相关专职人员的参与。

4. 反馈和再评价

健康教育是一个长期甚至终身的过程，不是一次就能成功的。因此，制订并实施健康教育处方后，还需要定期随访，接受患者和家属的反馈，对处方进行调整和完善。此外，可以邀请患者家属督促治疗，反馈治疗中出现的问题。只有不断进行反馈和再评价，才能制订出具有科学性、个性化、可操作性的健康教育处方，保证处方持续有效地传播。

第四节 慢病教育效果的反馈与评估

一、评价内容

完整的健康教育方案不仅仅是健康教育者单方面地传授，更重要的是实施过程中患者与家属的反馈，再进行效果评估，不断地完善方案。评价的内容包括患者满意度、知识掌握程度和服药依从性。

二、评价方式

1. 调查问卷

效果评价问卷是最普遍的评价方式，不受时间和地点的影响，适用大部分人群。问卷的设计是效果评估的关键，必须具备两个功能，即能将问题传达给被问的人和使被问者乐于回答。问卷的设计需符合以下几个原则：有明确的主题，结构合理，逻辑性强，通俗易懂，控制问卷的长度以及问卷资料的检验、整理和统计。

根据评价的内容可分为满意度问卷、服药依从性问卷和知识掌握程度问卷。满意度问卷可参考广东省地方标准《慢性肾脏病健康教育规范》中"慢性肾脏病健康教育满意度调查表"。服药依从性问卷目前运用较广泛的是"Morisky问卷"，是由Morisky等1986年提出的用于测量高血压患者服药依从性的问卷，被许多研究者用于包括高血压、心力衰竭、抑郁、绝经后骨关节炎、糖尿病等多种疾病患者服药依从性的测量，并被认为有较好的信度和效度。知识掌握程度方面，目前尚未有适用于所有慢性病的调查问卷，可根据专科疾病的临床特征和健康教育内容设置相应的问卷，包括流行病学、病因、危险因素、治疗方案和预后等。

2. 访谈

访谈是进行面对面的交流，可深入了解每个患者的需求，适用于个体或少数人。访谈相对于问卷调查，可以有针对性地了解到患者的实际需求，并全面评估患者的满意度和知识接受程度。健康教育者需要在事先设计好访谈的主题和内容，可以是开放式、半开放式或结构式的形式。访谈的对象不仅仅是患者，还有家属。家属作为患者的监督者，也是健康教育的主要实施者，一方面可以在健康教育中提供有建设性的意见，另一方面可以取得家属的积极配合，帮助和鼓励患者坚持治疗。

三、效果评价参考表格

参考《慢性肾脏病健康教育规范》中《慢性肾脏病健康教育满意度调查表》，该表由接受健康教育的人员进行现场评分。

建议每次健康教育前发放《慢性肾脏病健康教育满意度调查表》，并于该次健康教育结束时回收调查表（接受健康教育的人员少于 10 名时，应回收全部调查表，多于 10 人时，调查表回收率应 ≥ 80%）。调查表分为总体情况评价和单项评价两个部分，每项评分均分为四个等级，很满意、满意、一般、不满意。根据总体满意率评价健康教育效果。单项评价满意率作为健康教育改进的依据。优秀：满意率 ≥ 90%；良好：满意率 < 90% 且 ≥ 80%；合格：满意率 < 80% 且 ≥ 60%；不合格：满意率 < 60%。

附表：效果评价参考表格

1.总体情况评价

您对本次慢性肾脏病健康教育的总体感觉是：1 很满意（　　）；2 满意（　　）；3 一般（　　）；4 不满意（　　）。

2.单项情况评价

序号	评 价 项 目	评 分 标 准				
		很满意	满意	一般	不满意	意见与建议
1	您对本次慢性肾脏病健康教育选题（主题）满意吗？					
2	您对本次健康教育采用的形式满意吗？					
3	您对本次健康教育老师的表现满意吗？					
4	你对本次健康教育的效果满意吗？					
5	本次健康教育中，您有满意的收获吗？					

3.既往情况评价

您对最近半年来慢性肾脏病健康教育总体感觉是：1 很满意（　　）；2 满意（　　）；3 一般（　　）；4 不满意（　　）；5　未参加（　　）。

4.您对今后工作有什么建议？

附表：依从性量表

Morisky 问卷有 4 个条目。

1.您是否曾经忘记服药。

2.您是否有时不注意服药。

3.当您自觉症状改善时，您是否曾停止服药。

4.当您服药后自觉症状更糟时，您是否曾停止服药。

以上问题回答"是"时得 1 分，回答"否"时得 0 分。得分越高则提示依从性越差。

第五节　健康教育的沟通技巧

一、健康教育遵循的原则

1.优先满足患者需要原则

对慢性疾病患者，即使是同一类疾病，不同患者的健康教育内容、方式也是不同的，要根据患者的个体情况，针对其需要解决的问题进行健康教育，从而满足患者的需要。

2.因人施教原则

由于受年龄、职业、文化、疾病特征等因素的影响，患者对教育内容的接受能力不尽相同。如果用文字资料进行宣传，对视力差的老人、文盲来说就不适宜。因此，应根据患者的不同特点，因人施教。

3.实用原则

在学习过程中，患者最感兴趣的是与自身疾病特征直接相关的健康知识，如慢性疾病患者最关心的是疾病的控制和正确用药等知识。所以选择教育内容，确定教学目标时应遵循实用、切题的原则，尽量满足患者的学习需要。

4. 目标现实原则

在为患者制订教学计划时应遵循目标现实原则。如专科护士为一位糖尿病患者制订一个月的教育计划，为了使患者在家服药期间能保持血糖水平，改变生活方式，同时制定了七个目标，即：增加锻炼、减轻体重、按时服药、限制饮食、戒烟、监测尿糖、自我注射等。这些目标对患者虽然都能适用，但要患者短时间同时完成并达到目标的指标要求就有一定的困难，需要一步一步慢慢地实现。

5. 患者及家属参与原则

患者教育是专科护士与患者教与学的互动过程，患者及家属能否积极参与学习对教育效果有直接影响。对不能参与学习或自控力较差的患者，应以患者家属或陪护人员作为教育对象。

6. 循序渐进原则

慢性疾病患者要接受的教育内容比较多，要使患者能有效地掌握这些内容，护士应按照教学内容的逻辑顺序和患者认识能力的发展顺序，由浅入深、由易到难、由简到繁、由感性到理性、由具体到抽象，循序渐进地展开教学。不能将患者所学的内容，一次性和盘托出，或一口气全部教完，这样虽然在形式上完成了教学任务，但患者却因为对所学知识未充分巩固、理解、消化、吸收，而影响了学习效果。

7. 分期教育原则

慢性疾病发展每个阶段情况不同，相应的治疗、康复、预防的知识亦不同。因此，教育工作应分期进行，使患者在不同阶段都能获得实用连贯的健康指导。

8. 直观性原则

许多医学知识对患者来说都是陌生的、抽象的。为加强患者对医学知识的理解，专科护士在教学过程中，应尽可能地利用直观的教学手段，使学习的内容在患者头脑中形成鲜明的表象和观念，使理性知识具体化、形象化。这些直观手段包括床边演示、图表、图解、录像、图文并茂的教育手册、现身说法和现场观摩等。运用直观手段可以克服理解抽象概念的困难，同时提高学习兴趣。例如慢性肾病综合征患者，教患者计算食物能量的时候，直接用物品等量替换，患者会更容易掌握。

9. 科普化原则

健康教育的对象大多不具备医学基础知识，因此要将那些深奥难懂的医学知识转变成通俗易懂的卫生常识，就必须遵循科普化、通俗化原则。用患者看得懂、听得懂的语言编写教育资料，表达教育内容，深入浅出，把深奥的医学、深刻的科学道理与患者日常生活用语、俗语、地方话等联系起来，用患者能理解的口语进行表达和交流，防止出现患者难以理解的医学术语。

10. 激励原则

患者学习由于受兴趣、动机、求知欲的影响，学习态度和学习效果不尽相同。对健康教育有浓厚的兴趣、有明确的动机和良好求知欲的患者，其学习行为一定是积极的、主动的、自觉自愿的。健康教育的一个重要任务就是要利用影响患者学习的积极因素，激发患者的学习兴趣，促进患者主动参与学习。要实现这一目标，就必须坚持激励原则，利用激励手段激发患者的学习动机，提高患者的学习兴趣和求知欲，利用反馈机制对患者学习效果做出及时评价。充分肯定患者的学习效果，利用以往学习经历和现实学习过程中的每一点进步，激发患者的学习动机，形成良好的学习机制。

二、健康教育的方式

1. 专题讲座法

专题讲座法是一种较正式的传统健康教育方式。一般是由卫生专业技术人员对有关健康的某个专题进行讲座，以口头配合书面的方式，将信息传达给学习者。专题讲座的方式能将健康知识系统地传递给学习者，帮助其了解有关健康的知识或信息，为学习者观念、态度及行为的改变打下一定的基础。适用于受教育者人数较多，需要了解某种基本知识或邀请专家举行专题讲座时。

优点：①容易组织（便利）并适合各种大小的团体。②能在有限的时间内，将知识系统完整地传授给许多人（信息传递快捷）。③经济。

缺点：①单向沟通，讲授者无法了解听众对讲授内容的反应。②人数太多时无法达到预期的效果。③学习者缺少参与机会，影响意见和需要表达，不易引起学习兴趣。

注意事项：①预先了解听众的人数、教育程度、职业等基本资料。②讲授者必须具有相当好的专业知识及讲授能力，讲授内容简明扼要。③注意讲授环境的布置，如照明、通风、避免噪音及视听教具的使用等。④注意以提问等方式及时取得听众对内容的反馈。⑤在演讲结束后鼓励听众发问，形成双向沟通。

2. 小组讨论法

小组讨论法是针对学习者的共同需要，或存在的相同的健康问题，以小组或团体的方式所进行的健康信息的沟通及经验交流。大家就共同关心的问题展开讨论，各抒己见。一般小组成员由三人以上组成，共同参与对某一健康问题或主题的讨论。通过小组成员的意见及经验的表达，使学习者得以集思广益，获取及分享知识与感受，扩大个人的经验范围，加深对某一问题的认识及了解，以刺激其态度或行为的改变。

专科护士在讨论性的健康教育中，充当组织者及引导者。一般在开始事先介绍参加人员及讨论主题，在讨论过程中注意调节讨论气氛，在即将结束讨论时应对讨论结果进行简短的归纳及总结。

优点：①所有人员共同参与讨论。大家对某一问题根据自己的经验及判断提出自己的看法或意见。组员之间可以相互影响，互相学习。②适用范围广，如高血压患者的居家护理、糖尿病的自护训练、社区妇女的婴幼儿喂养知识讨论等。③容易改变小组人员的态度及行为。

缺点：①小组的组织及讨论较浪费时间。②可能会出现不平衡现象，有人可能过于主导，而有人少参加活动。指导者需要根据讨论的方向，控制局面，以免个别学习者操纵讨论会。③有时会出现小组讨论离题现象，使应讨论的问题不能达到圆满的解决。

注意事项：①小组讨论的人数：以7~8人所组成的小组为最佳，最多不要超过15人。②应选择年龄、健康状况、教育程度等背景相似的人组成同一小组（同质小组）。③讨论前通知讨论的主题，并拟出讨论的基本内容。④选择的讨论场地应便于交流。⑤准备有关视听教具。

3. 角色扮演法

角色扮演法是一种制造或模拟一定的现实生活片段，由学习者扮演其中的角色，将角色的言语、行为、表情及内心世界表现出来，以学习新的行为或解决问题的方法。它可以用两种方式来进行：一种是预先准备好的角色进行扮演，参加扮演者通过观察、操作、模仿、分析等而学习有关的健康知识及经验；另一种是自发式的角色扮演，预先不做准备，由操作及模仿达到学习的目的。

优点：①提供了具体的有趣的学习环境。②所有人员都参与了学习过程。③能充分表达态度、价值观和情感。④有助于提高沟通技巧。

缺点：①有些成员可能比较羞怯参加而有压力。②有时希望或预定表现的内容可能无法表现出来。③需要较多的时间组织安排。

注意事项：①角色扮演前，应注意整个扮演主题的选择与编排，角色的分配与排练。②角色扮演时，主持者应报告此项教学活动的目的与意义，并对剧情及有关的表演人员进行简单的介绍。③角色扮演后应进行讨论，可先由表演者谈自己的感受，然后让其他人员积极参加讨论。主持者可以引导参加人员讨论剧中的重点及内容，以使其了解相关的知识及原理。讨论部分为角色扮演的重点，通过讨论可以让有关人员真正获得有关知识。

4. 实地参观法

带领学习者实际参观某一健康场所，以配合教学内容，使学习者获得第一手的资料。

优点：①学习者能在社区了解某一疾病的实际情况。②可刺激学习者寻找更多的学习经验。③在实际参观中，有利于提高学习者的观察技巧。

缺点：①不一定有充分的时间安排参观。②所需的时间较多，由于时间关系，可能有些学习者无法参加。③很难找到合适的参观场所。④行程表可能较难安排。

注意事项：①配合教学目标，选择合适的参观地点和内容。②事先需要与参观单位取得联系，沟通参观访问的事宜。③参观前告知参观者参观的目的、重点及注意事项。

5. 示范法

示范常应用于教授某项技术或技巧，教学者先对该技术或技巧进行示教，使学习者能详细地了解该项操作的步骤及要点。然后，在教育者的指导下让学习者进行练习。在结束时让学习者回教，以使教育者评价学习者是否获得了此项技巧。

优点：①学习者有机会将理论知识应用于实际，以获得某项技巧或能力。②可根据学习者的具体情况安排示范的速度，也可根据实际情况安排重复示范。

缺点：①有时示范所用的仪器较昂贵且不易搬运，所以不能适用于所有场合的教学。②有时教学场地也有所限制。

注意事项：①示范时，动作不要太快，应将动作分解，且让所有参加者都能清楚地看到，在示范的同时，应配合口头说明。②鼓励所有的参与者都参加练习。③如所示范的内容较复杂，则可事先利用视听教具，如用录像带，说明此项操作的步骤及原理，然后再示范。④安排一段时间让参与者有练习的机会，并让示范者在旁边指导。⑤示范者在纠正错误时，切忌使用责备的口气，了解其所存在的困难，并详细说明错误的地方。

6. 个别会谈式教育

个别会谈式教育是一种简单易行的健康教育方法，常在家庭访视及卫生所的诊前及诊后等情况时采用，此方法便于切入敏感话题（如性病）。一般会谈时应该注意与受教育者建立良好的关系，及时了解其所存在的困难及问题，以便实施正确的健康教育。

实施个别会谈式的教育时应注意：

（1）施教者对受教者的基本背景资料，如姓名、年龄、教育程度、家庭状态、职业等有一定的了解。会谈应从最熟悉的人或事物谈起，使受教者产生信任感。

（2）施教者对所教育的内容必须熟悉，并事先做好准备。

（3）及时观察及了解受教育者对教育内容的反应，鼓励受教育者积极参与交谈，并尊重对方的想法及判断。

（4）一次教育内容不可过多，以防受教育者发生思维混乱或疲劳。

（5）会谈时，防止谈话内容偏离主题。

（6）准备视听教材或教具，如录像、小册子等。

（7）会谈结束时，应总结本次的教育内容，并了解受教育者是否确实了解了教育内容，如有必要，预约下次会谈时间。

7. 视听教材的应用

视听教材是利用有关教具，如单页材料、小册子、录像、幻灯等，使学习者在最短的时间内对某一教学内容有所了解。常用的健康教育内容表现方法包括单页宣传材料或折叠卡、挂图、幻灯、投影、电影等。

（1）单页宣传材料或折叠卡　这种宣传材料成本低，可大量印刷，有选择性地分发给所需的人。例如，在门诊、卫生所门口等可以摆放此类宣传材料，供候诊时患者或家属自由阅读。使用时应注意，不要无选择地分发，使大家随意乱丢而造成浪费。

（2）挂图　挂图主要是用来帮助说明内容，使内容更直观、更具体，一般挂图的文字较少，需要有人在旁边说明或解释。使用挂图时，听众的人数一般不要超过30人，应用挂图应配合教育内容，同时及时注意听众的反应，并可根据挂图的内容引导听众讨论。

（3）幻灯、投影及电影等　这类视听材料可根据学习者的兴趣及背景来安排，由于利用了学习者的视、听等其他的感觉，能激发学习者的学习兴趣，使学习效果提高。

8.计算机辅助教学法

计算机辅助教学（CAI）是一种借助计算机技术进行教学的崭新教学形式。它可以综合利用多种媒体有效地表达传统教学手段难以表现的教学内容，充分使教学内容形象化、多样化，激发学习者的学习兴趣。CAI可以不受时间、地点的限制，针对每个学习者的学习需要和学习特点，将学习者难以理解的理论和难以掌握的方法，通过计算机的信息转换和处理功能，将学习内容形象化和具体化，降低学习难度。把计算机这一现代技术引进健康教育中，不仅有利于加强健康教育的时代性和开拓性，而且也有利于教育者和学习者在健康教育的过程中形成新思想、新观念和新方法。

9.展览法

利用图表、模型、标本的展示，系统地将学习资料提供给学习者，以提高学习者的学习兴趣，提高学习效果。在没有压力及不紧张的气氛中，使学习者获得健康知识。

10.其他健康教育方式

健康教育的方法很多，专科护士可以依据教育的目的选择恰当的教育方法。健康教育方法选择的原则如下：

（1）目的性　所选择的教学方法是达到教学目标的最佳途径。

（2）经济性　教学方法的选择必须充分地利用当地资源，费用低廉。

（3）实用性　教学方法的选择符合学习者的社会及文化背景。

（4）综合性　一种教学方法必须与其他方法联合使用，以取得良好的效果。

三、健康教育的沟通技巧

1. 根据学习对象的学习需要制订健康教育计划　在制订和实施健康教育计划之前，应全面评估学习对象的学习需要，了解学习对象需要了解和掌握的知识，并在此基础上制订有效可行的健康教育计划，实现预期的健康教育目标。

2. 根据学习对象的特点选择恰当的教育方法　不同年龄、不同文化背景和不同风俗习惯的人，其智力发展和学习能力均不相同。因此，在选择教育方法时，应考虑学习者的特点，选择适宜的教学方法。如老年人由于记忆力降低，听力、视力也有不同程度地降低，所以在教学时应注意加强重复、强化。

3. 教学内容应从简单到复杂，从具体到抽象　为了激发学习对象的学习兴趣，保证健康教育的效果，护士在健康教育的开始阶段应尽量安排简单、具体并容易理解的内容，根据学习对象的学习效果逐步向复杂、抽象的内容过渡。同时，还应注意一次健康教育不宜安排过多的教学内容，应循序渐进地传授教学内容，从而使学习对象真正掌握和理解学习内容，达到健康教育的目标。

4. 健康教育应强调理论与实践相结合　健康教育的目的是帮助学习对象掌握基本的健康知识，提高其自我保健意识和能力，以能够自觉采纳健康的行为和生活方式。掌握知识的目的在于应用，护士在服务对象进行健康教育时，应注重将知识传授和实践应用相结合，从而使学习对象能够学有所用。

5. 创造良好的学习环境和氛围　良好的学习环境是提高教学效果的基本保证，环境嘈杂，温度过高或太低均会影响教学效果。此外，学习者的学习兴趣和热情同样影响教学的气氛。因此，应尽量提供环境安静、光线充足、温度适宜和教学音响设备良好的学习环境，并积极调动学习者的学习热情，以保证教学效果和达到教学目标。

6. 护士与患者之间必须建立融洽的关系　护患双方彼此了解和信任将对教学有极大的帮助。故护士在进行健康教育之前必须花时间去了解患者并想办法让患者了解自己，从而与患者建立融洽的关系。

第五章
患者检测与评估

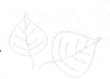

第一节　疾病的检测与评估

一、慢性疾病的检测

慢性疾病全称为慢性非传染性疾病，是一类没有明确传染性生物病因引起的疾病。导致全球人类死亡的常见慢病有心脑血管疾病（如冠心病、脑卒中等）、糖尿病、恶性肿瘤、COPD 及精神障碍等。

慢性疾病的检测应由具备专业资格的医务人员通过现代医学技术设备进行专业的检查、检验，并根据相关标准进行诊断。

慢性疾病的检测内容一般包括常规检查以及专科检查，如物理检测，包括心电图、超声心动图、脑电图、骨密度、身高、体重、血压、肺活量、肺通气量等；生化检验，包括血脂、血糖、血黏度、血清激素（例如胰岛素等）、肝肾功能、血清酶学、细胞和体液免疫水平等；生物学实验，包括基因检查、心理测评、体能评估等。

二、慢性疾病的评估

慢性疾病的评估是慢性病综合管理过程中重要的专业技术部分，是慢病管理综合干预的重要一步。它是通过收集的个人健康信息，分析建立生活方式、环境、遗传等危险因素与健康状态之间的关系，发现个人在心理、营养等方面存在的问题，并提供有针对性的控制与干预。

慢性疾病是由多种危险因素综合作用的结果，包括个人行为因素（吸烟、过量饮酒、不合理膳食结构、缺乏体力活动），环境危险因素（自然环境和社会环境因素）和宿主危险因素（遗传因素、心理因素、疾病因素）等。心脑血管疾病、糖尿病等的危险因素在人群中普遍存在，医护人员对危险因素进行评估，并对其进行干预措施的实行。

慢性疾病的评估方法如下：

综合全部：健康状态评价，包括健康指数、生活方式、心理评估、体质辨识以及相关慢病风险评估。要求评估应尽量详尽及个体化。

问卷量表：信息的收集是评估的第一要素，问卷调查是收集信息的基本形式和常用方法，分一般信息、个人健康状态及家族病史、饮食习惯、生活方式和体检指标几个部分。填写问卷需经专人指导，专人提前培训。填写要求详细，不能漏填。填写的客观与否，决定评估的准确性。准确的问卷填写是评估的前提和基础。

疾病评估的方法还包括体检问卷、临床指数公式、评分表及评估模型等。慢病评估模型的建立必须需要医护人员有严谨的工作态度，利用大量的时间采集大量的数据，不断地完善患者的动态疾病信息，方可达到疾病评估的目的。

第二节　慢性疾病患者营养评估基本流程

随着经济的发展和生活水平的提高，目前越来越多的慢性非传染性疾病与营养的摄入息息相关，营养的不足、营养的过多以及营养不合理情况与疾病的诱发、治疗、预防均有密切的关系。慢性消耗性疾病存在营养素的不平衡或营养失调，会加速患者病情的恶化，甚至致残或致死，如恶性肿瘤患者常伴有营养不良状态。通过合理膳食、营养支持，可以对部分疾病起到缓解、控制病情，改善症状等效果，如糖尿病、无症状性高尿酸血症以及心血管疾病等。对慢性非传染性患者进行系统的营养评估并及时科学的干预，在慢性病患者人群中能够起到很好的管理效果。

　　慢病管理的营养评估方法应当做到简捷、科学，能够应对繁杂的医务工作。同时评估患者营养状态的方法要有足够高的灵敏度，能够准确、有效地检测到患者的营养状态。完整的营养评估一般包括疾病和膳食史询问、人体测量指标、人体组成测定、生化检测、综合营养评定方法等。对慢病管理就诊患者的营养评估基本流程：询问患者疾病史和膳食史，患者体格的测量和检查，患者的营养学生化指标检测，以及对患者行复合型营养评定。其流程图如图 5-2-1 所示。

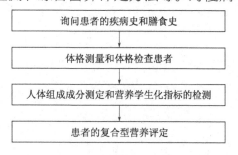

询问患者的疾病史和膳食史

↓

体格测量和体格检查患者

↓

人体组成成分测定和营养学生化指标的检测

↓

患者的复合型营养评定

图5-2-1　营养评估流程图

一、询问患者的疾病史和膳食史

　　通过回顾患者急慢性疾病以及详细了解患者的饮食习惯及每天的营养素摄入量，以判断各类营养素是否缺乏。疾病史一般在患者入组慢病管理中心时已登记在案。膳食史，多采用 24 小时膳食回顾法或 3 天饮食疗法，对患者进行食物膳食情况的询问，对其摄入量进行计算和评价的一种方法，适合于个体调查。如膳食调查表。膳食史的询问，还应包括近期膳食摄入状况，如食欲好坏及持续时间，进食量的变化，摄食类型的改变（半流饮食、全流饮食等）。膳食史的询问是营养状况的筛查以及营养评估的必需项目。2002 营养不良危险因素筛查表（NRS 2002）以及营养评估量表（SGA）均有近期膳食摄入状况的调查。

二、测量和检查患者的体格

　　人体的体格，一般情况下可以反映出机体的发育情况，并从一个侧面反映机体的营养状况。人体测量指标可以较好地反映营养状况，体格的大小和生长速度是营养状况的灵敏指标，主要测量项目为身高、体重、上臂围及皮褶厚度等。体格检查一般指由医疗工作者对患者的人体形态结构和机能发展水平进行检测和计量，大体包括一般检查（全身状态检查和皮肤、黏膜、淋巴结检查）、生命体征检查、全身检查等方面。

1. 体格测量

（1）身高　与个体的遗传有密切关系，在一定程度上也受营养状况的影响，在一天的固定时段测量身高较合理，以上午十点左右为佳。

（2）体重　是临床最常用的检查指标，短期体重变化是反映体液平衡的最佳指标。长期的体重改变能够反映总体营养状况改变。如欧洲肠外与肠内营养学会（ESPEN）制定的营养不良危险因素筛查表（NRS）中，根据患者近3个月来的体重变化来判断患者是否需要进一步检查评估。3个月内体重非自愿地减轻＜5%为轻度，体重减轻＞10%为重度。

通过身高和体重的联合应用，可以转换成多种营养状况指标进行监测。如体重指数（BMI）是目前临床常用的评价成人或肥胖儿童营养的指标。亚洲人的BMI正常值为18.5～24kg/m²，＞24kg/m²为超重，其中肥胖前状态是25.0～29.9kg/m²，一级肥胖为30.0～34.9kg/m²，二级肥胖为35.0～39.9kg/m²，三级肥胖为≥40.0kg/m²，＜18.5kg/m²为低体重（营养不良）。注意，个人的BMI不但要与常规正常标准作比较，还要与本人的前后BMI数值进行比较。

（3）皮褶厚度　是用皮褶计度器在人体测量的部位，测定皮肤和皮下组织的厚度，是衡量个体营养状况和肥胖程度较好的指标，多数用来估计体脂含量，因为人总体脂肪和某些特定部位的皮褶厚度之间存在一定的比例关系。测定部位有上臂肱三头肌部、肩胛下角部、腹部、髂嵴上部等，其中最常用的是三头肌皮褶厚度。慢性营养不良的患者常见皮褶厚度的减低。

（4）上臂围　测量肩峰与尺骨鹰嘴中点的手臂围，它在一定程度上代表着人体总的成分，包括肌肉、骨骼、体液和脂肪组织等，在人体患有慢性消耗性疾病时，随着蛋白质和脂肪储备下降，上臂围也随之减少。上臂围配合皮褶厚度可以推算上臂脂肪面积、上臂肌面积，反映脂肪和瘦体组织含量。

2. 体格检查

营养状况的体格检查是医务人员通过自己的感官或借助检查仪器来了解患者机体营养与健康状况的方法。通过临床症状和体征的检查，可以为多数营养缺乏性疾病的诊断提供依据。首先通过观察被检查者的脸色、体重、精神状态等，对其营养状态有个初步印象，然后体格检查患者的头发、眼睛、嘴唇、口腔、生殖器及脊柱等器官组织，进一步对营养状况以及何种营养素缺乏有明确的印象。检查要求医务人员按一定顺序从头到足进行，结合视诊、触诊、叩诊、听诊、嗅诊等。操作时动作应当轻柔细致，系统规范，重点全面等。

体格检查评估营养状态，一般可通过患者的皮肤、毛发、皮下脂肪、肌肉的发育等情况进行综合判断。通常最便捷的方法是观察皮下脂肪充实的程度，其中以前臂屈侧或上臂背侧下1/3处脂肪分布的个体差异最小，为判断脂肪充实程度的适宜部位。临床上常用营养良好、营养中等、营养不良三个等级对营养状态进行评估（表5-2-1）。其中有些临床症状或体征与体内营养素缺乏有相关关系（表5-2-2）。

表5-2-1 营养状态的体格视诊

营养状态	黏膜	皮肤	皮下脂肪	肌肉	指甲、毛发	肋间隙、锁骨上窝	肩胛部、股部肌肉
营养良好	红润	有光泽，弹性良好	丰满有弹性	结实	润泽	深浅适中	丰满
营养不良	干燥	干燥、弹性降低	菲薄	松弛无力	指甲粗糙无光泽，毛发稀疏	凹陷	骨头嶙峋突出

注：营养中等者体格表现介于两者中间

表5-2-2 临床症状和体征与体内营养素缺乏的相关关系

部位	症状、体征	缺乏营养素
全身	消瘦、发育不良	能量、蛋白质、维生素、锌
	贫血	蛋白质、铁、叶酸、维生素B_{12}、维生素B_6、维生素C
皮肤	毛囊角化症	维生素A
	皮炎	维生素PP、其他
	脂溢性皮炎	维生素B_2
	出血	维生素C、维生素K
眼	角膜干燥、夜盲	维生素A
	角膜边缘充血	维生素B_{12}
	睑缘炎、羞明	维生素B_2、维生素A
唇	口唇炎、口角炎、口角裂	维生素B_2、维生素PP
口腔	舌炎、舌猩红	维生素PP、维生素B_2、维生素B_{12}
	舌肉红、地图舌、舌水肿	维生素B_2、维生素PP
	口内炎	维生素PP、维生素B_2、维生素B_{12}
	牙龈炎、出血	维生素C
骨	鸡胸、O形腿、骨软化症	维生素D、维生素C
神经	多发性神经炎、球后神经炎	维生素B_1
循环	水肿	维生素B_1、蛋白质
	右心肺大、舒张压下降	维生素B_1
其他	甲状腺肿	碘
	肥胖症	各种营养素失调

注：本表引自《中国营养科学全书》总主编葛可佑，人民卫生出版社，2004

3. 人体组成测定

通过测定构成机体的基本化学成分（如蛋白质、脂质、水、矿物质等），推测人体器官、组织各部分的含量及其变化，比单纯体重指数更能客观地反映患者实际的营养状况。一般临床对人体组成的测定，主要从细胞水平对人体成分进行检测（表5-2-3）。

表5-2-3　人体成分的组成分布（标准）

组成	水		脂　　质		蛋白质	矿物质	合计
	细胞外	细胞内	非基础脂类	基础脂类			
含量	18	24	12	1.5	10.6	3.7	69.8
占体重百分比/%	26	34	17	2.1	15	5.3	99.4

常见的人体组成测定方法为生物电阻抗法。生物电阻抗法利用生物电传导特性，对人体导体进行测定体内水负荷（OH）、细胞外液（ECW）、细胞内液（ICW）、去脂体重（FFM）和体脂含量（BF）等。其测量要求受试者空腹或餐后2小时测定，在平躺状态下测量受试者的左侧身体。测定前，须结合人体身高、体重、年龄和性别进行参数调整。调整后，将电极条放置于手背面，第三指关节下方和腕关节处尺－桡粗隆连线上；以及脚背面，第三趾关节下方和踝关节处胫－腓粗隆连线上。由于种族、年龄、性别的不同，尤其是有肥胖症的患者，需要选定适合的回归参数进行调整，保证测量结果的准确。

4. 生化检测

可以在患者亚临床状态时，即在未有症状出现前，通过正确选择相应的生化检测，了解患者的生理和生化改变，从而比较客观地反映机体的营养缺乏程度；同时，也为部分营养缺乏病的诊断和鉴别诊断提供依据。常用指标有血浆白蛋白、血红蛋白、尿肌酐、血脂等。

血浆白蛋白，由肝实质细胞合成，是血浆中含量最多的蛋白质，是评价营养状态的常用指标。血浆白蛋白的代谢半衰期为18天，属于快速转化蛋白，其流失速度为合成速度的10倍左右。营养不良的患者，机体内脏蛋白储存丧失，血浆白蛋白下降幅度更为明显。血浆白蛋白正常范围（单位：g/L）为35～55，轻度缺乏为30～35，中度缺乏为25～30，严重缺乏为＜25。

血红蛋白，是血红细胞里负责运载氧的一种蛋白质，其组成成分含有铁元素，故临床上，常结合血细胞比容测定、转铁蛋白浓度等一起辅助诊断营养性缺铁性贫血。正常成年人参考范围（单位：g/L）男性＞130，成年女性＞120；中度贫血为60～90，重度贫血为31～60，极重度为＜30。

尿肌酐，为人体肌氨酸分解代谢而成，并经肾脏滤过而形成尿肌酐。由于尿肌酸的数量反映肌肉的数量和活动，间接可以反映出体内肌肉中蛋白质的含量，加之尿中肌酐排出量较恒定，所以通过计算尿肌酐清除率可以估计人体的营养状况，同时尿肌酐也可以作为测定受检者所收集的尿量是否可靠的一个指标。正常尿肌酐的参考范围 [单位：mg/（24h•kgBW ）] 男性为20～26，女性为14～22。

血脂，临床常规检测的血脂项目有血浆脂蛋白和脂质。甘油三酯是脂肪代谢的产物，可以反映受检者脂肪代谢情况，而胆固醇与饮食物的胆固醇、脂肪含量有一定相关。因此，这两项在健康人群的体检以及患者的营养调查中是必需检测的项目。

其他的营养状态生化指标还有血清铁、血清铁蛋白、钙、磷、叶酸、维生素等，临床工作针对患者具体情况，进行选择性开单检测。

5. 综合营养评定方法

主要将前面对患者的疾病询问和膳食调查、体格检查与测量、人体组成测定以及生化检测综合起来，最终对患者的营养状态进行综合性的评定。这种评定方法属于比较完整的营养评价方法，综合了各评定指标的优势，具有简单、方便、可重复、定量等特点。国际通用的两种营养评定有主观全面营养评估法（SGA）和微型营养评估（MNA）两种。

主观全面营养评估法，由 Detsky 在 1987 年提出，根据患者的病史和体格检查的一种主观评估方法，不纳入临床的生化检测指标，所以有简便的可操作性和较大的推广价值。SGA 评估法用于很多慢性疾病患者的营养评估，其相关性较好（表5-2-4）。

表5-2-4 主观全面营养评估法的评估内容与指标缩表

标　准	评　估　标　准		
	营养良好	轻-中度营养不良	重度营养不良
体重的改变	<5%，或5%～10%但正在改善	持续减少5%～10%，或由10%升至5%～10%	持续减少>10%
进食改变	食欲好；进食量、类型轻度或无改变	食欲变差，食量在正常下限或食量减少但进食量增加	食欲差，食量在减少，但进食类型无变化

标　　准	评　估　标　准		
	营养良好	轻-中度营养不良	重度营养不良
没有食欲、腹泻、恶心、呕吐	少有或间断	部分症状，>2周严重、持续的症状，但在改善	部分或所有症状频繁或每天多出现，>2周
工作、散步、室内活动等	无受损，精力无改变或轻中度下降但在改善	精力中度下降但在改善或通常的活动部分减少，抑或严重下降，但在改善	精力严重下降或卧床
皮下脂肪	大部分或所有部分无减少	大部位或所有部位轻中度减少，或部分中重度减少	大部分或所有部位中重度减少
肌肉消耗	大部分肌肉改变少或无改变	大部分肌肉轻中度改变，一些肌肉中重度改变	大部分肌肉重度改变
水肿和腹水	正常或轻微	轻中	重度

　　微型营养评估法（MNA），由 Guigoz 等在 1994 年提出，主要用于评估老年患者的营养状态，其评定内容主要包含四大方面：人体的测量、人体的整体评估、膳食调查和主观评定，其操作简便、快捷。以各项评分结果的总和作为评定标准，分别为营养状况良好、存在营养不良危险因素、营养不良。进行微型营养评估的具体评分标准见表5-2-5。

表5-2-5　微型营养评定表（MNA）

人体测量评价		得分
1. 体重指数/（kg/m²）	0=BMI<19；　1=BMI19-21；　2=BMI　21-23；　3=BMI≥23	
2. 上臂肌围/cm	0.0=MAC<21;0.5=MAC21-22;1.0=MAC>22	
3. 小腿周径/cm	0=CC<31;1=CC≥31	
4. 近3个月来体重减少	0=体重减少>3kg;1=不知道；2=体重减少1-3kg;3=体重无减少	
总体评价		
5. 生活自理	0=否；　1=是	
6. 每天服用3种以上处方药	0=是；　1=否	
7. 近3个月心理疾患或急性疾病	0=是；　2=否	
8. 活动能力	0=卧床或坐椅子;1=能离床或离椅子但不能出门;2=能出门	
9. 神经心理问题	0=严重痴呆或抑郁;1=轻度痴呆;2=无心理问题	
10. 皮肤溃疡	0=是;1=否	
饮食评价		
11. 每天几餐？	0=1餐;1=2餐;2=3餐	

饮食评价		
12. 蛋白质摄入的指标 是否每天至少一次摄入牛奶、奶酪或酸奶？ 是否每周2次或以上摄入豆类或蛋类食品？ 是否每天摄入肉、鱼、活禽类？	0.0=0-1个是；0.5=2个是；1.0=3个是	
13. 每天2次或以上食用蔬菜或水果	0=否；1=是	
14. 近3个月来是否因厌食、消化、咀嚼或吞咽困难致摄入减少	0=严重食欲缺乏；1=中度食欲缺乏；2=轻度食欲缺乏	
15. 每天饮水量（杯）	0.0≤3杯；0.5=3-5杯；1.0≥5杯	
16. 进食情况	0=进食需要别人帮助；1=可以自己进食但较困难；2=自己进食	
自身评价		
17. 是否自认为有营养问题	0=严重营养不良；1=中度营养不良或不知道；2=没有营养问题	
18. 与同龄人比较自身营养状况	0.0=不很好；0.5=不知道；1.0=一样好；2.0=更好	

　　微型营养评定（MNA）满分30分。MNA ≥ 24分营养状况良好；17分≤ MNA<24分为存在营养风险；MNA<17分为营养不良。

第三节　慢性病患者心理评估流程

　　慢病管理主要是指从事慢病治疗与预防的相关人员对慢病患者提供一个全面、主动、有效的管理，从而使慢病患者得到更好的治疗，以促进其康复，降低并发症的发生率，减轻由于疾病对患者所造成的各种负担，提高生活质量的一种科学管理模式。在慢病管理中纳入心理评估，重视患者的心理动机和心理健康，以此来指导患者的治疗和康复，对增加患者依从性，融洽医患关系，提高患者预后有一定的作用。

一、慢性病的心理病因学研究

　　在慢性病的心理病因学研究中，研究者大都采用心理应激的研究思路，将生活事件、个性特征、情绪因素与认知风格等影响健康的诸多因素从应激作用过程的角度进行研究。心理应激反应是个体对变化着的内外环境所做的一种适应，对个体具有双重作用。积极方面，心理应激可以动员机体非特异性适应系统，产生对疾病的抵抗，增强体质和适应能力；而消极方面，心理应激可对个体的健康产生不良影响。在慢性病的发生、发展过程中，生活事件、个性特征、情绪因素、认知风格这四类心理应激相关因素起着十分重要的作用。

二、慢性病心理评估的概述

心理评估是按照心理学的原则和方法，对人的心理特质（认知、情绪、个性、能力、行为方式等），心理状态和水平做出评价和估量，确定其正常或异常的原因、性质和程度，从而为临床心理诊断提供依据的一种方法。它是开展心理咨询、心理治疗的必要前提和重要基础。

慢性病患者具有以下五个心理特点。

（1）主观感觉异常　患病后，注意力转向自身，感觉异常敏锐，甚至对自己的心跳、呼吸、胃肠蠕动的声音都能听到，心中总想着自己的病，而对其他事物很少关心，这容易被别人误解为自私或冷漠。

（2）心境不佳　生病属于负性刺激，势必影响患者的情绪，形成不良的心境，容易看什么都不顺眼，好生闲气，好发脾气，给人以不近人情的感觉。病情越重，病程越长，这种异常情绪反应越严重。这种消极情绪，不仅容易被人误解，使人不愿意接近，而且还不利于病体康复。

（3）被动依赖　由于不断受到亲人的关怀与照顾，患者会变得被动、依赖性增强，本来自己可以做的事情也不愿意动手；情感变得脆弱，甚至幼稚，像个孩子似的，总希望亲友多照顾、多探视、多关心自己。

（4）多疑、神经过敏　患者往往会变得神经过敏，疑虑重重，听人低声谈话，就以为是谈自己的病，对医护人员和亲友的好言相劝也常半信半疑，甚至无端怀疑医护人员给自己开错了药、打错了针。这种异常心理不仅会对医患关系起到破坏作用，也不利于患者安心养病。

（5）紧张、焦虑　入院后会感到紧张，特别是看到周围的患者死亡时，会产生恐惧心理，怕疼痛、怕开刀、怕变残、怕死亡。这种心理对康复极为不利，会削弱患者的主观能动性，使机体免疫力降低。

慢性病给患者带来非常沉重的心理负担，心理评估已势在必行。在慢性病的心理疾患中主要以焦虑、抑郁为主，下面主要介绍这两类心理疾病的心理评估流程。

三、心理评估流程

心理评估的方法包括调查法、观察法、会谈法、作品分析法、心理测验法。在慢性病心理评估过程中，量表是不可或缺的工具，下面主要介绍两种常用的心理评估量表。

1. 抑郁症筛查量表（PHQ-9）

PHQ-9对抑郁障碍的诊断效度，在PRIME-MD临床应用研究中被论证，并且PHQ-9对抑郁障碍和心境障碍的诊断与精神专科医师的诊断有高度的一致性。在抑郁障碍的筛查诊断中，PHQ-9被认为是非常良好的具有有效性、可靠性和可行性的评估量表。PHQ-9量表共计9个条目（表5-3-1），每个条目分别评分为0（几乎不会）~3（几乎每天），长期的临床研究证明，PHQ-9在10分界点时，具有较高的灵敏度和特异性。如果有5个或5个以上的项目都出现：在过去的2周里，至少持续"一半以上的天数"，并且其中至少有一项是"情绪低落"或"愉快感缺乏"，即可结合临床诊断为抑郁障碍，即PHQ-9分值≥10分。其中，第9项"有不如死掉或用某种方式伤害自己的念头"，只要出现就视为阳性，不论出现的次数和时间的长短。对于其他抑郁状态，诊断需要符合出现2～4个抑郁症状，在过去的2周里至少持续"一半以上的天数"，并且其中至少是"情绪低落"或"愉快感缺乏"，即PHQ-9分值大于4分。当然在做抑郁障碍的临床诊断之前，必须排除以下3种情况：器质性疾病引起的抑郁发作；丧亲事件引起的抑郁发作（DSM-V此处有修改）；患者伴有狂躁发作病史。

表5-3-1　PHQ-9（9条目患者健康问卷）

姓名：_____　性别：□　男生　□　女生　　年龄：_____　日期：_____

在过去的2周里，　您生活中以下症状出现的频率有多少？把相应的数字总和加起来。

题目	没有	有几天	一半以上时间	几乎天天
1.愉快感丧失	0	1	2	3
2.心情低落	0	1	2	3
3.睡眠障碍	0	1	2	3

题目	没有	有几天	一半以上时间	几乎天天
4.精力缺乏	0	1	2	3
5.饮食障碍	0	1	2	3
6.自我评价低	0	1	2	3
7.集中注意力困难	0	1	2	3
8.烦躁不安	0	1	2	3
9.消极观念	0	1	2	3

PHQ-9抑郁量表评判标准：

①计算总分

0～4　没有抑郁症　（注意自我保健）；

5～9　可能有轻微抑郁症　（建议咨询心理医师或心理医学工作者）；

10～14　可能有中度抑郁症　（最好咨询心理医师或心理医学工作者）；

15～19　可能有中重度抑郁症　（建议咨询心理医师或精神科医师）；

20～27　可能有重度抑郁症　（一定要看心理医师或精神科医师）。

②核心项目分

项目1，项目4，项目9，任何一题得分>1（即选择2、3），需要关注。

项目1、4，代表抑郁的核心症状。

项目9代表有自伤意念。

2. 焦虑筛查量表（GAD-7）

广泛性焦虑障碍是综合性医院就诊人群中最常见的焦虑障碍之一，国内综合医院的现患率为1.5%～4.2%，国外更高。

GAD-7量表（表5-3-2），因其信度较高，简单易操作，已经广泛地应用于科研和临床。国内研究显示，GAD-7有较高的信度和效度，但研究均以综合性门诊患者为研究对象，很少涉及中医就诊人群，而且既往研究侧重其对广泛性焦虑障碍的筛查价值，较少评价其对疾病严重程度的影响。另外，国外有研究证明此评价量表不仅可用于广泛性焦虑障碍，对其他焦虑谱系障碍如惊恐障碍、社会恐惧等也有较好的筛查评估作用。

表5-3-2　GAD-7焦虑筛查量表

在过去的两周里，　您生活中以下症状出现的频率有多少？把相应的数字总和加起来。

题　目	没有	有几天	有一半以上时间	几乎天天
1.感到不安、担心及烦躁	0	1	2	3
2.不能停止或无法控制担心	0	1	2	3
3.对各种各样的事情担忧过多	0	1	2	3
4.很紧张，很难放松下来	0	1	2	3
5.非常焦躁，以至无法静坐	0	1	2	3
6.变得容易烦恼或易被激怒	0	1	2	3
7.感到好像有什么可怕的事会发生	0	1	2	3

GAD-7抑郁量表评判标准：

0～4分为轻度焦虑；

5～9分为中度焦虑；

10～14分为中重度焦虑；

15～21分为重度焦虑。

第四节　慢性疾病中医体质评估基本流程

一、中医体质的概述

在中医体质学中，体质是指在人体生命过程中，在先天禀赋和后天获得的基础上所形成的形态结构、生理功能和心理状态方面综合的、相对稳定的固有特质。同时还体现个体在人群中其生长发育过程中形成的代谢、机能与结构上的特殊性。所以体质决定着个体对疾病的易患性和疾病的转归与方向。不同体质的人群对疾病的易感性不同，患病后发展规律不同，用药后反应也不同。体质是中医"因人制宜"思想的体现。

1. 中医体质分类及类型特征

现代中医学一般是从临床角度根据疾病群体中的体质变化、表现特征及与疾病关系等方面对体质做出分类。目前较为规范的分类方法是王琦教授的9分法，也是学术界公认的分类标准。其9种基本体质类型分别为平和质、气虚质、阳虚质、阴虚质、痰湿质、湿热质、血瘀质、气郁质、特禀质。从形体特征、常见表现、心理特征、发病倾向、对外界环境适应能力五个方面进行了体质特征表述，见表5-4-1。

表5-4-1　体质类型特征表

体质类型	形体特征	常见表现	心理特征	发病倾向	对外界环境适应能力
平和质	体形匀称健壮	面色、肤色润泽，头发稠密有光泽，目光有神，鼻色明润，嗅觉通利，唇色红润，不易疲劳，精力充沛，耐受寒热，睡眠良好，胃纳佳，二便正常，舌质淡红，苔薄白，脉和缓有力	性格随和开朗	平素患病较少	对自然环境和社会环境适应能力较强
气虚质	肌肉松软不实	平素语音低弱，气短懒言，容易疲乏，精神不振，易出汗，舌质淡红，边有齿痕，脉弱	性格内向，不喜冒险	易患感冒、内脏下垂等病；病后康复缓慢	不耐受风、寒、暑、湿邪
阳虚质	肌肉松软不实	平素畏冷，手足不温，喜热饮食，精神不振，舌体胖，舌质淡嫩，脉沉迟	性格多沉静、内向	易患痰饮、肿胀、泄泻等病；感邪易从寒化	耐夏不耐冬；易感风、寒、湿邪
阴虚质	体形偏瘦	手足心热，口燥咽干，鼻微干，喜冷饮，大便干燥，舌红少津，脉细数	性情急躁，外向好动，活泼	易患虚劳、失精、不寐等病；感邪易从热化	耐冬不耐夏；不耐受暑、热、燥邪
痰湿质	体形肥胖、腹部肥满松软	面部皮肤油脂较多，多汗且黏，胸闷，痰多，口黏腻或甜，喜食肥甘甜黏，苔腻，脉滑	性格偏温和、稳重，多善于忍耐	易患消渴、中风、胸痹等病	对梅雨季节及湿重环境的适应能力差
湿热质	形体中等或偏瘦	面垢油光，易生痤疮，口苦口干，身重困倦，大便黏滞不畅或燥结，小便短黄，男性易阴囊潮湿，女性易带下增多。舌质偏红，苔黄腻，脉滑数	性格多心烦急躁	易患疮疖、黄疸、热淋等病	对夏末秋初湿热气候，湿重或气温偏高环境较难适应

体质类型	形体特征	常见表现	心理特征	发病倾向	对外界环境适应能力
血瘀质	胖瘦均见	肤色晦暗，色素沉着，容易出现瘀斑，口唇暗淡，舌暗或有瘀点，舌下络脉紫暗或增粗，脉涩	易烦，健忘	易患癥瘕及痛证、血证等	不耐受寒邪
气郁质	形体瘦者为多	神情抑郁，情感脆弱，烦闷不乐。舌质淡红，苔薄白，脉弦	性格内向不稳定、敏感多虑	易患脏躁、梅核气、百合病及郁证等	对精神刺激适应能力较差；不适应阴雨天气
特禀质	过敏体质一般无特殊，先天禀赋异常或有畸形，或有生理缺陷	过敏体质常见哮喘、风团、咽痒、鼻塞、喷嚏等；遗传性疾病有垂直遗传，先天性、家族性特征；胎传性疾病为母体影响胎儿个体生长发育及相关疾病特征	因禀质特异情况而不同	过敏体质易患哮喘、荨麻疹、花粉症及药物过敏等；遗传疾病如血友病，先天愚型等；胎传疾病如五迟（立迟、行迟、发迟、齿迟和语迟）、五软（头软、项软、手足软、肌肉软、口软）、解颅（以小儿囟门应合不合，反而宽大，颅缝裂解为主要特征的病症）、胎惊、胎痫等	适应能力差，如过敏体质者对过敏季节适应能力差，易引发宿疾

2. 慢性疾病与中医体质的关系

近年来，许多学者们都发现高血压、中风、肿瘤、糖尿病等慢性疾病的发生、发展与人们的体质因素及类型有着密切的关系。慢性疾病的发生、发展是由很多相关的危险因素共同长期作用的结果。目前慢性疾病的防治，主要关注的是危险因素的控制、早诊早治及规范化的管理这 3 个环节。而中医体质学在病因预防、临床前期预防、临床预防方面均有重要指导作用，所以根据不同体质类型或状态，及早设计调体方案，干预体质的偏颇状态，实现调质防病及调质防变，也就是通过体质辨识，控制慢性疾病的危险因素，实现早诊早治，实现个性化的、针对性的健康管理。

二、中医体质评估

1. 中医体质评估流程（图 5-4-1）

填写中医体质量表	→	采用标准分计算原始分与转化分	→	根据得分判定体质类型

图5-4-1 中医体质评估流程

2. 中医体质分类量表

在中医体质理论指导下，严格按照量表编制的方法和程序，编制由平和质、气虚质、痰湿质、湿热质、瘀血质、气郁质、阴虚质、阳虚质、特禀质 9 个亚量表构成的 60 个条目，可以对体质类型进行科学评价的测量工具——中医 9 种基本体质分类量表，见表5-4-2。

表5-4-2　中医9种基本体质分类量表

请根据近一年的体验和感觉，回答以下问题	没有	很少	有时	经常	总是
（1）您精力充沛吗？	□	□	□	□	□
（2）您容易疲乏吗？	□	□	□	□	□
（3）您容易气短（呼吸短促，接不上气）吗？	□	□	□	□	□
（4）您容易心慌、心悸（心跳快）吗？	□	□	□	□	□
（5）您容易头晕或站起时晕眩吗？	□	□	□	□	□
（6）您喜欢安静、懒得说话（喜静懒言）吗？	□	□	□	□	□
（7）您说话声音低弱无力吗？	□	□	□	□	□
（8）您感到闷闷不乐、情绪低沉吗？	□	□	□	□	□
（9）您容易精神紧张、焦虑不安吗？	□	□	□	□	□
（10）您多愁善感、感情脆弱吗？	□	□	□	□	□
（11）您容易感到害怕或受到惊吓吗？	□	□	□	□	□
（12）您胁肋部或乳房胀痛吗？	□	□	□	□	□
（13）您感到胸闷或腹部胀满吗？	□	□	□	□	□
（14）您无缘无故叹气吗？	□	□	□	□	□
（15）您感到身体沉重不轻松或不爽快吗？	□	□	□	□	□
（16）您感到手脚心发热吗？	□	□	□	□	□
（17）您手脚发凉吗？	□	□	□	□	□
（18）您胃脘部、背部或腰膝部怕冷吗？	□	□	□	□	□
（19）您感到怕冷、衣服比别人穿得多吗？	□	□	□	□	□
（20）您感觉身体、脸上发热吗？	□	□	□	□	□

请根据近一年的体验和感觉，回答以下问题	没有	很少	有时	经常	总是
（21）您比一般人耐受不了寒冷（冬天的寒冷，夏天的冷空调、电扇等）吗？	□	□	□	□	□
（22）您比别人容易患感冒吗？	□	□	□	□	□
（23）您不是感冒时也会打喷嚏吗？	□	□	□	□	□
（24）您不是感冒时也会鼻塞、流鼻涕吗？	□	□	□	□	□
（25）您有因季节变化、温度变化或异味等原因而咳喘的现象吗？	□	□	□	□	□
（26）您稍一活动就容易出虚汗吗？	□	□	□	□	□
（27）您容易忘事（健忘）吗？	□	□	□	□	□
（28）您有额部油脂分泌多的现象吗？	□	□	□	□	□
（29）您的口唇比一般人红吗？	□	□	□	□	□
（30）您容易过敏（对药物、食物、气味、花粉或在季节交替、气候变化时）吗？	□	□	□	□	□
（31）您的皮肤容易起荨麻疹（风团、风疹块、风疙瘩）吗？	□	□	□	□	□
（32）您的皮肤因过敏出现过紫癜（紫红色瘀点、瘀斑）吗？	□	□	□	□	□
（33）您的皮肤在不知不觉中会出现青紫瘀斑（皮下出血）吗？	□	□	□	□	□
（34）您的皮肤一抓就红，并出现抓痕吗？	□	□	□	□	□
（35）您的口唇或皮肤干燥吗？	□	□	□	□	□
（36）您两颧部有细微红丝吗？	□	□	□	□	□
（37）您身体上有哪里疼痛吗？	□	□	□	□	□
（38）您面部两颧潮红或偏红吗？	□	□	□	□	□
（39）您面部或鼻部有油腻感或油亮发光吗？	□	□	□	□	□
（40）您面色晦暗吗？	□	□	□	□	□
（41）您容易生痤疮、粉刺或者疮疖吗？	□	□	□	□	□
（42）您眼睑容易浮肿（眼胞肿）吗？	□	□	□	□	□
（43）您容易有黑眼圈吗？	□	□	□	□	□
（44）您感到眼睛干涩吗？	□	□	□	□	□
（45）您口唇颜色偏黯吗？	□	□	□	□	□
（46）您感到口干咽燥，总想喝水吗？	□	□	□	□	□
（47）您咽喉部有异物感，且吐之不出、咽之不下吗？	□	□	□	□	□

请根据近一年的体验和感觉，回答以下问题	没有	很少	有时	经常	总是
（48）您感到口苦或嘴里有异味吗？	□	□	□	□	□
（49）您嘴里有黏黏的感觉吗？	□	□	□	□	□
（50）您腹部肥满松软吗？	□	□	□	□	□
（51）您平素痰多吗？	□	□	□	□	□
（52）您吃（喝）凉的东西会感到不舒服或怕吃（喝）凉的吗？	□	□	□	□	□
（53）您应变力强，能适应外界环境的各种变化吗？	□	□	□	□	□
（54）您容易失眠吗？	□	□	□	□	□
（55）您受凉或吃（喝）凉的东西后，容易腹泻、拉肚子吗？	□	□	□	□	□
（56）您大便黏滞不爽，有解不尽的感觉吗？	□	□	□	□	□
（57）您容易便秘或大便干燥吗？	□	□	□	□	□
（58）您有舌苔厚腻或舌苔厚厚的感觉吗？	□	□	□	□	□
（59）您小便时尿道有发热感、尿色浓（深）吗？	□	□	□	□	□
（60）您带下色黄（白带颜色发黄）吗？（限女性回答）	□	□	□	□	□
（61）您的阴囊部位潮湿吗？（限男性回答）	□	□	□	□	□

3. 中医体质判定标准

（1）中医体质判定方法　回答中医体质量表中的全部问题，每一问题按5级评分，计算原始分及转化分，根据中医体质分类与判定标准判定体质类型。

原始分 = 各个条目分值相加

转化分数 = [（原始分 − 条目数）/（条目数 ×4）]×100

（2）中医体质判定标准　平和质为正常体质，其他8种体质为偏颇体质。判定标准如表5-4-3。

表5-4-3　平和质与偏颇体质判定标准表

体质类型	条　件	判定结果
平和质	转化分≥60分	是
	其他8种体质转化分均<30分	
	转化分≥60分	基本是
	其他8种体质转化分均<40分	
	不满足上述条件者	否

体质类型	条　件	判定结果
	转化分≥40分	是
偏颇体质	转化分30～39分	倾向是
	转化分<30分	否

第五节　慢性疾病患者评估的沟通技巧

一、慢病患者评估的原则

1.通过对患者评估以全面把握患者基本的现状和诊疗服务的需求，为制订适宜于患者的诊疗方案（计划）提供依据和支持。

2.对患者进行评估工作是各临床科室医师、护师的职责，是重要的质量管理监控环节。

3.执行患者评估工作的应是在本院注册的执业医师和注册的护士，或是经医院授权的其他岗位的卫生技术人员。

4.患者评估是指通过询问病史、体格检查、临床实验室检查、医技部门辅助检查等途径，对患者的心理、生理、社会、经济状况、病情严重程度、全身状况支持能力等做出综合评估，用于指导对患者的诊疗活动。

二、慢病患者评估的沟通技巧

1. 交谈前的准备

（1）交谈环境首先要保证安静、光线要适宜。此外，保证交谈不受干扰，如要关上房门，请旁人暂时离开以保护隐私等。评估者应与患者面对面的坐姿，眼光保持平视，避免给患者一种居高临下或随意的感觉。

（2）交谈时间应控制在 15 分钟以内，避免占用患者较长时间，引起患者烦躁不安。

（3）交谈资料的准备：护士应尽可能事先了解患者的基本情况、所患疾病的情况。如通过查阅患者的门、急诊病历，了解患者的姓名、年龄、诊断、病史以及有关本次疾病的诊疗情况。

2. 交谈开始

（1）有礼貌地称呼患者　可根据患者的年龄、性别、职业、文化背景等，有礼貌地称呼患者，使患者感到亲切，以建立起融洽的气氛来减轻患者焦虑，这样有利于患者思想情感的自然表达。

（2）自我介绍　如介绍自己的姓名等。

（3）进行一般性交谈　先交代本次交谈的目的及大概时间，再询问患者的姓名、年龄、民族、职业等，以缓解患者的紧张情绪，使交谈在轻松、和谐的气氛中进行。但不要谈得太多，否则会使交谈离题太远。

3. 交谈过程

（1）循序渐进，逐步深入交谈。从一般性内容开始，如"今天您感觉怎么样？"、"您这样坐着感觉舒服吗？"等，然后，在和患者相互比较熟悉、比较自然的情况下，再按评估内容顺序逐步进行深入交谈，如了解患者本次患病的原因、症状的特点等。

（2）应用合适的提问方式。在交谈时，护士应该灵活地运用不同的提问方式与患者进行交谈。

1）开放式提问：这种提问方式比较笼统，但能诱发患者说出自己的感觉、认识、态度。一般常用于交谈开始，让患者叙述病情。如"您今天来，有哪里不舒服？"或从某一项目起始，如"请告诉我您过去的健康状况如何？"

2）封闭式提问（直接提问）：这种提问方式比较具体，只需要用简单的一二句话就能够说明具体的问题。如"您什么时候发现血糖异常呢？"。

提问时应做到：①一次只提一个问题；②把问题说得简单清楚；③尽量少提"为什么"的问题，以免患者回答不出；④尽量不问用"是"或"不是"回答的问题。

在与患者交谈中，应注意患者最易受到暗示，因此要避免套问、提示性诱问。如要了解患者的睡眠情况时，不应问"您失眠吗？"而应该问"您睡眠习惯如何？"，不应问"您是不是夜间咳嗽厉害？"而应该问"您咳嗽有什么规律？"否则，患者在不清楚的情况下会随声附和，从而影响健康史的真实性，导致错误的结论。同时，还要避免使用具有特定含义的医学术语，这样也容易造成误解或交谈的中断。

（3）采取接受和尊重的态度倾听往往是最有效的沟通技巧，可以使患者感觉到自己的话受到重视而愿意继续交谈下去。倾听时应做到：①花时间倾听患者说话；②集中注意力，不要因患者讲话不清或速度慢而分心；③不要随意打断患者谈话；④不要急于做出判断和评论，以便于全面地理解患者的本意和真实感情；⑤注意透过语言的字面含义听出患者的言外之意。

4. 交谈结束

交谈结束后，仍要保持真诚的态度，礼貌地感谢患者，告知患者领取评估结果的时间、地点等事项。

第二篇

提高篇

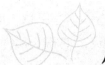

第六章
质量评价与反馈

第一节　质量评价与反馈的基本要求

一、概念及目的

持续质量改进（continuous quality improvement，CQI）是在全面质量管理基础上发展起来的，以系统为理论基础，强调持续全面全程的质量管理，在注重终末质量的同时，更注重过程管理和环节质量控制的一种新型质量管理理论。持续质量改进已成为医院质量管理的精髓和核心，也是慢病管理的精髓和核心。在慢病管理中的运用，则是以患者为中心，通过过程管理不断改进工作，规范医疗正常行为，提高患者的生活质量。

二、原则

ISO9000 族标准是国际标准化组织（英文缩写为 ISO）于 1987 年制订，它不是产品的技术标准，而是针对组织的管理结构、人员、技术能力、各项规章制度、技术文件和内部监督机制等一系列保证产品及服务质量的管理措施的标准。ISO9000 族标准不仅为各国企业管理提供了统一的标准，也为医院质量管理和服务提供了可借鉴的宝贵经验。2000 版的 ISO9000 族标准总结出的质量管理的八项原则，是实施质量管理的理论基础，也是在慢病管理中需遵循的准则。

1. 以患者为中心

以患者为中心，是慢病质量管理的核心思想。每个医院都不能脱离于患者，否则就失去了存在的意义和发展的基础。ISO9000 族标准要求每个组织应以顾客为关注的焦点，把顾客的要求放在第一位。在慢病管理中，患者就是我们的顾客，应把患者放在第一位，关注患者的动向，了解其现存的和未来的需求，以及对现有慢病管理服务的期望和满意程度。我们关注以上内容的目的就是在于根据患者的需求做出必要的改进，制订可行的计划和采取有效的措施将患者的需求超过期望地落到实处，以此提高患者对我们服务的满意度，促进其信赖并选择我们医院，选择慢病管理；促使更多的患者加入慢病管理的队伍。"疗效高、服务好、费用低"是患者永恒的需求，也是患者选择医院的标准之一。

2. 强调系统化的管理

慢病管理是一种模式，也是一个由诸多过程组成的整体，因此要从整体上考虑问题，将相互关联的过程作为系统加以识别、理解和管理，全面考虑问题。根据 ISO9000 族标准给出建立和实施质量管理体系的步骤，明确慢病管理质量体系的步骤如图 6-1-1 所示。

以上步骤可用于现有体系的改进，也可用于新建体系的指导。

3. 全员参与

在慢病管理中，参与人员包括医院、医师、护士、患者及其家属。这些参与人员均是慢病管理之本，要获得最大的收益有赖于他们的充分参与并发挥才干。在实施慢病质量管理中，应当重视调动每个参与人员的积极性，让他们主动参与质量管理。

4. 团队建设和人才培养

在医院和管理者方面，应注重人才的培养，重视人才的作用，为医护人员创造一个积极投入、奋发进取，能够充分发挥聪明才智的工作环境，为提高组织效益和实现发展目标做出贡献。此外，还应定期地开展相关培训，形成规范化、标准化的医护人员慢病管理教育体系，应当尝试引入多种理论进行研究指导。在医护工作者方面，则应充分利用医院和管理者为其提供

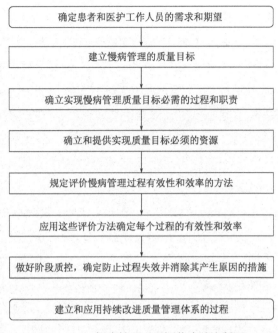

图6-1-1 慢病管理质量评价步骤流程图

的环境和资源，努力挖掘自身才能，并用于慢病管理工作中，使慢病质量管理各个过程高效运行。患者及其家属，作为慢病管理的重要组成部分之一，也应发挥自己的作用，患者及其家属应积极配合医护人员的工作，在享受慢病管理带来的权利的同时也应履行相应的义务。慢病管理中的每个参与者都是保证质量管理过程正常且有效运作的重要部分，缺少哪一部分或哪一部分失责，都会导致整个慢病质量管理系统瘫痪甚至停止运行。

5.过程方法

即系统的识别和管理所使用的过程，尤其是这些过程之间的相互作用。在慢病质量管理体系中，要从整体上识别慢病管理中的每一个过程，并使每一个过程规范化和标准化，同时制定规范的管理制度，使得这些过程之间的相互作用凸显出来，更好地服务于慢病质量管理。基于"所有工作都是通过过程来完成的"基本思路，ISO9000族标准建立了一个过程模式，提出了把管理职责，资源管理，产品实现、测量、分析和改进作为体系的四大主要过程。遵循"过程方法"这一原则，可使得慢病管理的各个过程之间的逻辑性更强，相关性更好。

6. 领导作用

领导作为决策者，是质量管理的核心人物。慢病质量管理的管理者（医院、主要负责医师、护士长）应当以"规范医疗正常行为、提高患者生活质量"的核心为指导，规范慢病管理服务流程、落实整体管理模式、发现难题和制定解决策略。作为领导者，不必所有事情都亲力亲为，但是提出目标、落实职能、提供资源、促进参与、检查绩效和组织实施改进等方面必须亲自负责并落实。领导者管理的关键，在于如何创造一个优质的环境，挖掘慢病管理过程中每个参与者的潜能，让其在整个过程中发挥积极性和创造性。

7. 持续改进，追求实效

持续改进是组织的永恒目标之一，是ISO9000族标准的重要内容之一。慢病管理的持续改进活动包括：了解现在实行的慢病管理的现状和患者及其家属的需求，建立目标，寻找、评价和实施解决方法，测量、验证和分析结果，改进并逐步形成标准。持续改进是为改善慢病管理过程，提高从制定目标到完成对每个患者的慢病管理过程的有效性及效率所开展的各项循环活动。慢病管理中，持续改进的过程就是不断地提高服务质量，例如为医护人员提供持续改进方法和工具的培训等，以此获得规范的慢病管理流程、提高患者及其家属的生活质量和满意度。持续改进是慢病质量管理中所有工作最根本的指导原则。

8. 以患者问题为导向的循证决策方法

决策就是为了实现特定目标，在占有一定信息和经验的基础上，借助一定的工具、技巧以及方法，对未来行动做出决定。达不到目标的决策即为失策。慢病质量管理中，决策的依据就是患者提出和表现出的问题。基于事实，即是各个领导者在做出决策时要建立在事实证据的基础上，用事实说话，而数据就是最好的事实。慢病管理的特色就是，可以针对每一个患者，为其制订具有个性化的治疗与调养计划。因此，在慢病管理中，医护人员在对患者进行管理服务时，除了要关注患者对某个过程或某个细节提出的疑问外，还要对每个患者进行监测，对患者的生命体征或特殊体征进行测量，以便留取数据，为领导者做出决策提供依据。

9. 参与方互利关系

上文提到慢病质量管理中的参与者有医院、医师、护士、患者及其家属。参与方众多，为了让各方均能在慢病管理中获利，各方应在不断的实践中寻找各自之间一个最佳的平衡点，进而达到沟通、合作、双赢的目的。

三、基本要求

慢病管理组织应按 ISO9000 族标准要求建立文件形式化的质量管理体系，并予以实施及持续改进。在慢病管理质量管理体系建立和实施的过程中，应严格按照以下几点执行：

1. 对慢病管理质量管理体系的所有服务过程加以识别。每个过程都会对服务质量有或轻或重的影响，如慢病管理中患者纳入的过程、随访的过程等服务。只有明确并识别了每个过程，才能确定质量管理的要求，保证体系的完整性。

2. 确定各个过程的顺序及其之间的相互作用。在质量管理中，这些过程都是独立存在，但又相互连接，相互影响。为了确保服务质量，要按照实际情况，将这些过程进行合理的排序，并做好人员、资源、时间、方法等的衔接。

3. 制定规范的准则和方法，以此确保各个过程有效的运作和控制。各个过程的实施都应遵循一定的方法，才可以确保服务的一致性，同时使服务达到预期的目标。

4. 为了支持各个过程的运作，要确保及时得到资源和信息，并运用这些资源和信息对各个过程进行必要的监视。

5. 在各个过程的执行中，要对这些过程进行监视、测量和分析。

6. 通过采取必要的措施，如对过程的分析，实现对这些过程的策划结果和对过程持续改进。

第二节　质量评价与反馈的基本流程

一、质量管理方法

质量管理的实施要遵循 PDCA 循环的原则，以下就这种方法进行详细介绍。

PDCA 循环，是管理学中的一种模式，现广泛地应用于持续改善产品质量的过程，是全面质量管理所遵循的科学程序，是质量管理的基本方法，慢病质量管理也采用这种方法，遵循这样的原则。

1.P（plan），即计划

包括方针和目标的确定以及活动计划的制度；D（do），即执行，是计划中内容的具体运作；C（check），即检查，总结执行计划的结果，分清哪些实施是正确的，哪些实施是错误的，明确效果，并找出问题；A（action），即处理（或改进），对检查的结果进行处理，对于已经成功的经验，给予肯定，并制定规范，予以标准化，对于失败的过程，要注意总结，避免重复，而仍未解决的问题，则移交给下个 PDCA 循环予以解决。

以上 PDCA 循环的四个过程，并不是一次性的，而是不断循环进行，周而复始。第一个循环结束后，已经解决的问题结束循环，未解决的问题则提交给第二个循环，呈阶梯式上升，每循环一次，工作质量就提高一次。

2.PDCA 循环

PDCA 循环是针对质量管理整体的一种实施方法，它有三大特点：①在PDCA 循环中，"A"是整个循环的关键；②各级质量管理，也可以说是每个质量管理过程，均有一个 PDCA 循环，环环相扣，上一循环是下一循环的证据，下一循环是上一循环的落实和具体化；③每一个循环都有新的目标和内容，呈现大环套小环的形式，小循环是大循环的推动动力，大小循环相互依存，不断前进，不断提高。

3.PDCA 循环的具体实施步骤（图 6-2-1）

二、质量管理评价的工作与方法

慢病管理常用的质量改进工具与方法共有 14 种。

1. 头脑风暴法

即采用会议方法，利用集体思考，引导每个参加会议的人围绕某个中心议题，广开言路，激发灵感，在自己头脑中掀起风暴，毫无顾忌、畅所欲言，发表独特见解的一种创造性思考的方法。慢病管理的领导者在寻找出问题后，应定期开展会议，让参与慢病管理的医护人员集思广益，尽快找出合适有效地解决问题的方法。

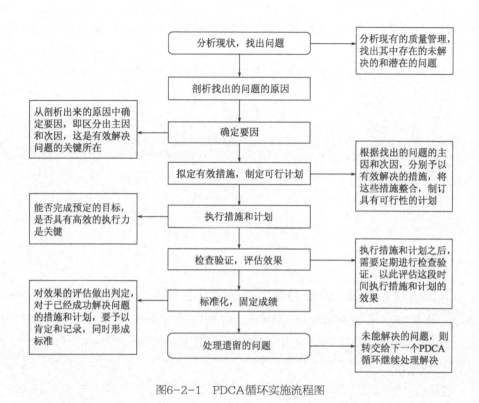

图6-2-1　PDCA循环实施流程图

2. 鱼骨图

又称因果图，是分析质量特性（结果）与可能影响质量特性的因素（原因）的工具。在慢病管理中，团队成员们可定期利用鱼骨图（图6-2-2）对近段工作进行成效分析。

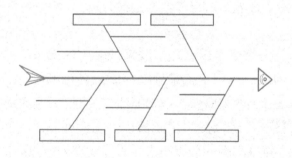

图6-2-2　鱼骨图示意

3. 控制图

是对生产过程的关键质量特性值进行测定、记录、评估并监测过程是否处于控制状态的一种图形方法。慢病管理团队可以利用控制图（图6-2-3）对管理效果、管理质量进行实时监测，可为团队改善管理思路、管理方法提供依据。

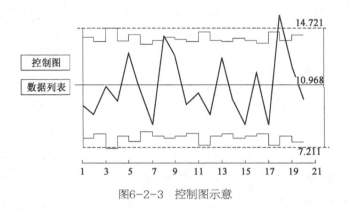

图6-2-3 控制图示意

4. 统计分析表

又称质量调查表，是最为基本的质量原因分析方法，也是最为常用的方法。在对慢病管理效果全面监测中，可利用统计图表来收集、统计数据，进行数据整理，并对影响管理质量的原因作粗略的分析。

5. 分层法

即将病情和基线情况相近的，在同一条件下收集的不同患者的数据归纳在一起，以便进行比较和分析。在实际运用上，常与统计分析表相结合。

6. 直方图

对从患者处收集到的定量数据分布情况用一种图形表示，由一系列矩形组成，可以观测并研究这批数据的取值范围，集中及分散等分布情况，较为直观，方便医护研究人员对患者数据进行分析。

7. 排列图

由两个纵坐标、一个横坐标、几个按高低顺序依次排列的矩形和一条累计百分比折线所组成。可用来确定采取措施的先后顺序，其目的在于有效解决问题，基本点就是要求慢病管理者抓住"关键的少数和次要的多数"中的前者。利用排列图，可以找到慢病管理中出现问题的主要原因，也可连续使用，找到其中复杂问题的最终原因，进而体现出持续改进过程。

8. 相关图－关联图法

关联图法也称为关系图法，是指用图形把与慢病管理过程中出现问题及病患意见反馈有关的各种因素串联起来，以图形来表示事物相互关系的一种方法。用图形表示，较为生动直观。

9. 甘特图

即以图示（图6-2-4）的方法通过慢病管理的活动列表和时间刻度形象地表示出特定管理项目的执行顺序与持续时间。

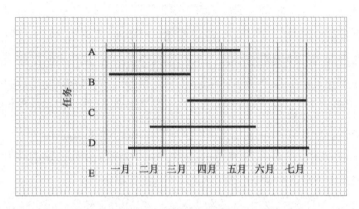

图6-2-4　甘特图示意

10. 趋势图

用以表示因时间关系而产生各项慢病管理指标相对变化的情况。

11. 散点图

也称为散布图，用来分析一变量决定另一变量的关系及两变量之间的相互关系。如医护人员对患者的用药、饮食、运动宣教与患者血压、血糖、肌酐等的控制情况之间的关系等。

12. 流程图

也称输入—输出图，是将管理过程的各个步骤用图的形式标示出来的一种图示技术，通常由一系列容易识别的标志构成，一般使用的标志如下：圆角矩形表示"开始"与"结束"；矩形表示行动方案、普通工作环节；菱形表示问题判断或判定（审核／审批／评审）环节；用平行四边形表示输入输出；箭头代表工作流方向。流程图可以简化慢病管理中较为繁杂的流程，让管理团队中的每一位成员都能熟记管理流程，确保慢病管理有序顺利地进行。

13. 杠杆分析法

简单来说，就是将自身慢病管理流程，与被公认慢病管理做得好的另一慢病管理团队的流程在一定相近条件下相比较的方法。类似于与"金标准"比较，以此来识别自身管理质量改进的方向。

14. 上述 13 种方法较为简单，本文将着重介绍 FMEA 方法。

失效模式与影响分析（failure mode and effects analysis, FMEA），是一种可靠性设计的重要方法，是针对质量管理中各个过程的持续质量改进方法，强调的是"事前预防"，这符合 ISO9000 族标准"预防为主"的基本思想。FMEA 是在分析工作中使问题得到合理化解决的工具，以发现、评价过程中潜在的失效及其后果，找到能够避免或减少潜在失效发生的措施，并不断地完善为主要目的，它能够低成本并容易对质量管理的过程进行修改，即能起到在过程的实施中及时修改错误的作用，减轻事后修改的危机。

FMEA 核心部分是对特定系统进行分析研究，确定要怎样修改系统才能提高整体的可靠性，避免失效。其工作原理如下：

①明确潜在的失效模式，并对失效所产生的后果进行评分。

②客观评估各种原因出现的可能性，以及当某种原因出现时企业能检测出该原因发生的可能性。

③对各种潜在的产品和流程失效进行排序。

④以消除产品和流程存在的问题为重点，并帮助预防问题的再次发生。其实施使用的主要参数有严重度、发生率、探测度和风险顺序数（图 6-2-5）。

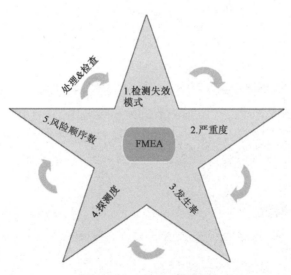

图6-2-5　FMEA模式图

严重度（severity number），某种潜在失效模式发生时对服务质量和患者产生影响的严重程度的评价指标，取值范围为 1~10。

发生率（probability number of occur），指某项潜在失效模式发生的可能性，发生的概率越高其 O 值越大，取值范围为 1~10。

探测度（detection number of detect），指当某项潜在失效发生时，根据现有的控制手段和检测方法，可以将其准确检出的概率的评价指标，取值范围为 1~10。

风险顺序数（risk priority number，RPN），是严重度、发生率和探测度的乘积。即 RPN=S×O×D。取值范围为 1~1000。RPN 最好的情况是 1，最坏的情况是 1000。

在进行质量管理的过程中，领导者可运用上述评价方法找出慢病质量管理过程中存在的问题，同时应对进行质量管理的医护人员进行绩效管理，定期对管理中的各个过程的实施和慢病管理医护人员的绩效进行考核评价，以便及时掌握计划的实施情况和医护人员的工作情况。绩效考核评价步骤如下：

（1）制定绩效考核评定计划。

领导者作为管理者，与医护人员之间是协同关系。绩效管理就是一个协同性的工作，需要管理者和被管理者共同完成。绩效管理是一个持续的过程，而非一次性的活动，制订绩效考核评定计划就是绩效管理的第一步。在制订绩效管理计划时，要建立在被管理者职位说明书和慢病管理科室的目标的基础上。此外，管理者应与被管理者在绩效的期望上达成共识，并让每个被管理者制订自己的工作目标且做出承诺，同时，管理者也应为他们制订职责明确、标准确定、权限清楚、描述清楚的职位说明书。

（2）运用评价方法评价绩效

评价方法有很多，有问卷调查法、面谈法和量表法等方法。

1）问卷调查法。采用问卷调查的形式，将需要绩效考核的内容全都附在问卷上，让每个被管理者对这段时间的工作目标完成情况做记录。

2）面谈法。即管理者与被管理者面对面地交谈，主要针对管理者这段时间的工作内容、进度，目标完成情况，以及工作体会与感受进行交流沟通。

3）量表法。制定相应量表，将需要考核的绩效具体化、量化，这样能更加直观地反映情况。

第三节 问题的发现与解决

一、发现问题

慢病管理质量管理体系由于地域的不同和医学本身具有的局限性，各个地区乃至各个医院的慢病管理都会有不同，故不能照搬，要在借鉴的基础上，不断地改进和完善，形成具有自己特色的慢病管理体系。为了达到这一质量的持续改进的目的，就需要慢病管理质量管理体系中的管理者和被管理者集思广益，在实践中发现问题。正如爱因斯坦所说："找出一个问题往往比解决一个问题更重要，因为解决一个问题也许是一个数学上或实验上的技能而已。而提出新的问题，新的可能性，从新的角度去看旧的问题，却需要有创造性的想象力，而且标志着科学的真正进步。"由此可见提出问题的重要性和必要性。一般来说，有不同的需求就有不同的问题；不同的决策者，关注的问题也有不同。那么如何提出问题，就成为关键所在。我们可以将问题分为两大类：背景问题和前景问题。

背景问题，是关于疾病的一般知识问题，涉及人类健康和疾病生物、心理及社会因素等。其通常包括两个基本成分：①问题词根（五个"W"，即 what、why、who、when 和 where）；②一种慢病病种或者慢病病种的某个方面。如"慢性肾脏病是什么？""我为什么会得这种病？"等等。

前景问题，则是关于处理、治疗患者的专业知识问题，也涉及与治疗有关的疾病生物、心理及社会因素等。

提出问题时，应站在患者的角度考虑，确定问题的范围，最后选择出应优先回答的问题。能否提出好的问题，取决于医护工作者是否深入临床实践，是否具有基础扎实的临床专业知识和技能，是否跟踪慢病相关专业的研究进展，是否从患者的角度出发。

二、解决问题

当用评价方法对慢病质量管理过程进行评价后，总会找出这样或那样的问题。针对发现的这些问题，应运用"整体为主，部分为辅"的原则，每个慢病管理参与者都发散自己的思维，集思广益，积极寻找出现这些问题的最根本原因，以便找出解决方法。发现问题后，要对问题产生的原因进行剖析，一层一层深入，慢病质量管理作为一个整体，应首当其冲。若在整体中找不到问题的原因，则深入到下一层，即整体下的各个小部分，逐一排查，如此一层一层深入排查，直到找到问题的根本原因为止。找出发生问题的根本原因后，将原因分解成一个又一个细小部分，如同分蛋糕一样，再针对这些小部分制定切实可行的解决措施，逐一击破。

第七章

慢病管理推广与社区延伸

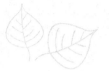

第一节　三甲医院慢病管理模式

我国目前慢病管理呈现以三级医院为核心，向二级医院和一级医院发展的倾向。要成功地推广慢病管理的概念和方法，必须以三甲医院率先作为模范，形成较为成熟和完善的慢病管理模式，以便向社区推广，从而在社会上形成科学、完善的慢病管理模式。

目前慢病管理已经在三甲医院中展开，以下将从几个方面讲述慢病管理模式所必需的要素。

一、慢病管理团队

一支稳定专业的多学科慢病管理团队是慢性门诊管理的基础。团队应由专科专家、营养师、药剂师、护理师、内行患者及其他技术人员等组成，为慢性疾病患者提供专业服务。慢性管理中不同人员的职责须明确，相关的医护人员须参与相关的培训计划和课程，管理过程中遇到问题时要积极讨论和改善，以整体提高慢病团队的技术水平和管理能力。

二、慢病管理的临床路径

慢病管理体系的建立，需要根据已经有的临床指南和证据，建立起科学、规范、合理、可行的临床路径并加以实施。根据疾病的不同分期和原发病基础，对慢病患者进行规范的评估、教育、干预和管理。

三、患者教育与支持

1. 定期出版以鼓励和促进患者康复为目的的材料，定期开展健康知识讲座。可发放纸质版的健康小册子，也可以利用公众平台，定期推送不同主题的信息，为患者的调养生息提供指导，提高患者的依从性，从而积极地配合治疗和康复。

2. 建立以慢病患者为主体的同伴支持互助小组。选择一定数目的患者为单位，推荐和选拔组长。组长可定期组织大家开展有关慢病知识和技能的小组讨论以及慢病小组活动，患者之间相互分享经验，互相支持，可以减轻患者和家属在面对疾病时的压力，增强面对社会和生活的信心。在小组互助中掌握必要的知识和技能以及面对紧急情况的处理方法，有利于提高生活质量。

3. 接受患者回馈的信息，定期考核患者掌握的知识。开放 QQ 或微信公众平台，或者面对面的交流，以方便患者反馈治疗的成效和产生的困惑。定期对患者进行考核，了解患者对相关疾病的掌握程度和有无误区，有利于患者对疾病知识的掌握。

四、完善的服务流程

一个完善的慢病就诊流程可减少就诊前不必要的麻烦，缩短就诊时间，为患者及家属提供便利，可大大提高患者治疗的依从性，保持治疗的连续性，一方面患者获益，另一方面有利于医师对临床疗效的观察和临床科研资料的收集。

第二节　三甲医院慢病管理向社区的推广及延伸

近年来，国家医疗体制改革的不断推进，实现社会公共范围的医疗资源合理配置和流动已成为改革探究的重要环节。落实慢病管理在社区顺利开展，有利于保障慢病管理可持续发展，对提高社区慢性患者群的自我管理能力，对控制慢性疾病的发病率和病死率皆具有十分积极的作用。目前慢病管理已经在三甲医院中展开，成效显著，合理将三甲医院的慢病管理模式应用到社区中去，将对社区的慢病管理工作具有重要推动作用。以下将讲述如何将三甲医院的慢病管理模式向社区推广和延伸。

一、社区卫生服务机构是开展慢病管理的重要场所

社区卫生服务是社区建设的重要组成部分，是以解决社区主要卫生问题、满足基本卫生服务的需求为目的，融预防、医疗、保健、康复、健康教育、计划生育技术服务等为一体的，有效、经济、方便、综合、连续的基层卫生服务。

社区卫生服务机构在慢病管理开展上优势显著，表现如下：

（1）社区卫生服务机构直接服务于慢病患者和高危人群。

（2）当社区中出现急危重症患者时，社区医师可以在第一时间内到达患者身边对患者实施急救。

（3）方便开展慢病的监测和危险因素的干预。

（4）可以实时的对患者用药情况进行监督。

（5）对患者详细地讲解药物治疗原理、药理机制、治疗效果等，帮助患者消除不良情绪，促使患者更好地配合治疗。

（6）在社区中建立起以家庭为单位的社区服务卫生体系，由全科医师定期对存在慢病的老年患者的家庭随访，对患者进行全面检查和系统的宣教，对患者的病情进行观察，并及时调整治疗方案。

（7）医院—社区—患者—志愿者一体化慢病管理模式，以志愿者为始

动因子辅助社区长效慢病管理，可缓解社区医疗卫生服务提供不足、水平不高和社区医务工作者时间、精力不足等问题带来的压力。

二、稳定的慢病管理团队是开展慢病管理的基础

作为慢病管理工作的实施者，一个完整稳定的慢病管理团队至关重要。目前，阻碍社区医院发展的原因一方面是社区医院的医护人员不稳定，流动性大，另一方面是医护人员的整体医疗水平有待提高。目前国家对基础医疗设施的投入逐渐加大，社区医院的医护人员的收入和工作环境也得到改善，愿意在基层医院工作的医护人员也较前增多。同时，目前国家住院医师规范化培训正如火如荼地进行，将有大量经过医疗规范化培训的医师进驻社区医院工作，为社区医疗注入大量的新鲜血液，提高了社区医院的整体医疗水平。

为了社区医院更好地开展慢病管理工作，建议如下：

（1）社区首先要组建一支慢病管理团队，专人负责慢病，团队中需包括具有扎实理论基础和一定临床实践经验的全科医师、康复医师、营养师和药师。

（2）开展团队建设，明确管理构架。社区医师可在已建立的慢病管理团队的基础上，对所管辖的社区卫生服务站的工作进行督促、指导和评估。①落实对慢病患者的建档，包括治疗方案的实施、患者健康教育、生活方式干预等，以增强患者对疾病的认识，提高治疗的依从性。②分层管理：社区根据患者的危险度级别不同进行分层管理。除了针对患者群实施管理策略，还拓展至社区内的高危人群、一般人群。前者注重对高危人群的筛选，发现并采取必要的干预措施；后者则侧重于人群的健康与不良行为习惯的改变。

三、三甲医院对社区医院慢病管理的支持

（1）慢病定期人才队伍培养建设　三甲医院可定期系统地对社区全科医师、医院专科医师进行统一培训，在慢病治疗和管理方面形成共识。定期开展慢病专科业务学习，提高社区医师对疾病的诊治水平，统一医院专科医师对慢病的管理认识、治疗方案和预期目标等。在慢病开展过程中，

切实按照临床路径对患者进行管理，在遇见问题和存在分歧时积极探讨，使管理过程规范、统一进行。

（2）社区慢病管理人才可定期进修学习　社区医护人员可定期至三甲医院慢病管理团队进修，学习管理慢性病患者的方法和流程，减少管理过程中遇到的弯路，提高社区人员管理的积极性。

（3）慢病管理宣传资料的共享　三甲医院定期对慢病患者开展讲座、发放健康宣传资料，可与相对接的社区医院共享资源。

（4）社区医院可定期开放慢病讲座和健康义诊，三甲医院慢病团队可选派相关医师参与义诊，从而提高社区人员对参与慢病管理的兴趣和积极性。

（5）三甲医院与对应的社区医院可签订对接的协议，三甲医院定期有慢病专家至社区医院出诊；在社区医院遇到棘手医疗问题时，三甲医院有向社区医院会诊的义务；慢性疾病进展严重，需要转至上级医院就诊时，三甲医院可优先接收患者。

第三节　三甲医院和社区医院的双向转诊

双向转诊是指根据患者病情需要，进行上下级医疗机构间、专科医院间或综合医院与专科医院间的转院诊治过程。根据转诊去向，分为纵向转诊和横向转诊，其中，三甲医院和社区卫生机构之间的纵向转诊意义重大，有利于充分发挥各级医疗机构的不同功能，合理配置卫生资源，降低医疗费用，减轻患者的家庭负担，切实改善群众"看病难、看病贵"的问题。

以下将从实现双向转诊的基础、双向转诊的途径和双向转诊的保障方面，讲述如何在三甲医院和社区医院中实现双向转诊。

一、三甲医院和社区医院是基础

三甲医院作为综合性医院，拥有高水平的专业技术人才和完善的医疗设备，在慢性病的诊断和治疗方面有绝对的优势。社区医院是慢病管理的主要场所，最接近社区成员，可及性强，通过社区门诊就诊或者家访的形式，可掌握社区成员的基本健康信息。拥有全科医师、社区护士、康复保健医师的社区医院，具备开展慢病管理的条件，方便患者后期的康复治疗。将双方的专业优势和服务便利性相结合，是实现双向转诊的基础。

二、双向转诊的途径

1. 统一的转诊标准

一个相对统一的转诊标准，是开展慢性病转诊的前提。目前，我国社区常见的慢性病主要包括高血压、2型糖尿病、脑卒中和冠心病。但是，我国只在2012年颁布的《脑卒中高危人群筛查和干预项目技术方案》中明确了脑卒中双向转诊的标准，其他几种慢性疾病，目前尚无统一的转诊标准。目前已有医疗单位，根据疾病的特点、临床表现和诊断标准，以及自身的临床经验，提出了一些慢性疾病双向转诊的标准，为临床实践提供参考。但各个转诊标准间存在差异，相关部门应参考相关疾病的诊治指南，以及目前临床实践的经验，尽早制定统一的双向转诊标准。

2. 慢病管理临床路径

根据疾病治疗的阶段和场所，分为专科诊疗途径和社区照顾途径。在三甲医院中，应进行专科诊疗途径，包括明确疾病的诊断、分期、靶器官的受累情况，以制订治疗方案。经治疗到一定程度后，符合下级转诊标准后，可转至社区医院，进入社区照顾路径，包括建立健康档案，让患者定期随访复查，对低中高危患者进行差异化的管理，如病情进展，至符合向上级转诊标准后，及时转至专科医院。

3. 完善的转诊流程

在统一的转诊标准、规范统一的临床路径的基础上，进行双向转诊的过程中，完善的转诊流程可提高转诊的效率。建议双向转诊的医院应签订双向转诊的协议，就诊期间进行的检查结果双方互相认可，避免重复检查，造成医疗资源的浪费。缺乏共同信息平台的双向转诊医院，可根据社区门诊医师和专科医院医师的转诊证明实现转诊。已经建立了医疗信息平台的医院，不仅可以实现患者诊治信息的共享，还可以在医疗平台上进行转诊的申请。如有专科医师定期至社区医院出诊，经出诊医师明确符合转诊标准后，可直接转诊。在不确定的情况下，可请专家会诊协助评估，对符合条件的患者进行转诊。

三、双向转诊的制度保障

实现双向转诊，不仅仅需要专科医院和社区医院的力量，还需要政府和相关主体的共同努力。首先，政府应通过政策引导，逐步实现社区首诊制，规范患者就医行为。第二，加强社区卫生建设，增加投入，开展多种形式的社区卫生服务人员培训，提高社区卫生人员业务水平；建立社区人才培养机制，鼓励医学生到社区服务。第三，通过改革保险支付方式，引导患者到社区就医。第四，建立激励机制，鼓励医院与社区之间开展慢病的双向转诊，提升社区的慢性病管理能力。

综上所述，制定统一的转诊标准是双向转诊的基础，统一完善的转诊途径是双向转诊的必要条件，政府的相关政策是双向转诊的制度保障。然而，目前上述方面仍存在缺陷，亟待相关部门解决。

第八章

数据管理的过程

　　慢病管理的全部过程中，真实而规范地记录患者病程发展的相关数据，为日后科研课题提供原始材料，是慢病管理的关键所在，类似于真实世界研究的数据记录。"真实世界"是相对于"理想世界"而言的，真实世界的数据是指在常规医疗条件下，利用日常医疗实践过程中所产生的信息，常通过病历、理化检查、医嘱记录、住院记录、问卷调查等多种形式记录下来。随着大数据时代的到来，人们对数据的价值有了新的认识。慢病管理中的数据管理相当于真实世界研究的数据管理，应将临床各类诊疗信息全面采集并数据化保存，而数据化的过程就是将临床事实量化的过程，量化程度越高，数据化程度就越高，就能越深入细致地对所收集的数据进行分析、挖掘和重构，就越能得出高质量的分析结果，进一步指导临床实践。"真实世界"研究作为开放性的临床研究模式，可以弥补因随机对照试验自身的缺陷造成的对中医疗效评价方面的不足，通过试验设计寻求外部有效性与内部有效性之间的平衡，以达到在保持可接受的内部有效性的同时使研究结果外部有效性最大化，为中药临床疗效评价提供循证学证据。从真实世界的临床记录中转化数据，尽可能地记录每位患者真实的临床信息，逐渐形成医疗单位自己的数据库以供科研所用，是慢病管理的重要价值之一。

一、数据采集

数据采集是一个漫长的过程，应该从患者首次就诊开始登记在案，进入慢病管理，并一直记录其病程进展的相关信息，形成数据库以供科研分析所用。数据的采集应遵循以下五个基本原则：知情同意，实时性，真实性，持续性，结构化。

（1）知情同意　从患者初次来诊时就应该开始登记患者信息，在以后的复诊过程中及时记录患者诊疗过程和病情变化的相关信息，患者应拥有知情权，并同意参加慢病管理，医护人员应注意保护患者隐私，并确保患者相关信息仅供病情分析及科研课题所用，绝不外泄。

（2）实时性　患者的基本信息应在初诊或二诊时即完成记录，随后患者在复诊过程中的诊疗变化或病情进展的相关信息均应及时记录，而不该等过后再补充，以避免回忆偏倚影响数据的真实性。

（3）真实性　由于慢病管理的数据常用于科研用途，为保证数据库的真实性，必须如实记录，真实反映患者的诊疗及病情进展的相关信息，不得随意修改甚至杜撰。数据的真实性是科研结论可信度的保证，只有真实的数据才能做出有价值的科研结果。

（4）持续性　从患者登记在案开始，慢病管理的数据采集应一直进行，贯穿于患者诊疗的全程，一直到患者失访或死亡才结束，如果患者达到临床治愈，仍应定期电话随访，以了解有没有病情复发的情况。由于真实世界研究往往需要大样本量来弥补其研究本身存在的不足，以及通过长期随访体现此类研究的临床优势，因此，对患者进行长期慢病管理，持续如实地记录临床资料相关信息，日久逐渐累积成样本量大，随访时间长的海量数据库，对于各医疗单位日后的科研工作具有莫大裨益，其科研结果的客观性和可信性也会大大地提高。

（5）结构化　对于数据的采集应尽可能结构化地记录。医疗过程的复杂性决定了临床资料转录为结构化数据是一个层次关系复杂的过程，具有较明显的多维特性。各医疗单位可以根据自己关注病种的特点设计量表，或使用国际公认的成熟量表进行记录。例如，患者生活质量情况可以用"生活质量量表"进行记录，饮食情况可以用"三日饮食日记"进行记录，等等。

二、数据记录

数据的记录是一项非常烦琐的工作，尤其当管理的患者越来越多的时候，数据录入的工作量会随之越来越大并容易出错，因此需要完善数据管理记录的方法，并选择工作认真的人员负责。有条件的医疗单位最好建立专门的慢病管理电脑系统进行数据的记录和管理，以减少大量人力成本和时间成本，也便于后期科研活动中数据提取和利用。

目前常用的数据记录主要有纸质记录和电子记录这两种方式。在与患者直接沟通的过程中，用纸质的量表或问卷进行记录会更加方便，患者更容易配合，但大量的纸质材料不利于长期保存，也不利于日后数据的提取，因此在完成记录后应尽快将纸质数据转录到电脑上，有条件建立专用系统的单位可以直接录入系统中，没有条件的单位可以直接用 EXCEL 进行记录，但录入时最好由两人同时负责录入和核对，以确保数据的准确性，降低误录数据的风险。另外，文字类型的数据不便于日后进行统计分析，应尽可能地转化为可统计的数据进行保存。例如，纸质上"患者张某有腹胀、腹痛、便秘"这样的句子不利于日后数据提取，可转化为电脑 EXCEL 中，用"1"代表"有"，用"0"代表"没有"，"腹胀"、"腹痛"、"便秘"每个症状单独一列，每个患者一行，用数字 1/0 表示每个患者有哪些症状。这样录入的数据库，在日后患者数量越来越多的时候，可以更方便医护人员科研需要时进行分析，大大地减轻数据提取时的工作量。

三、数据存储

电子记录的方式虽然可长期保存大量数据，但万一电脑出现故障容易丢失，所以必须定期备份电子数据，最好能同时备份在移动硬盘的硬件及百度云盘等云端上，以保障数据的安全性和持久性。建立专用慢病管理系统的单位，应定期对系统进行维护和更新，以保证系统的正常使用。建立系统时应保证数据能在需要时正常输出，否则一旦软件出现问题的话，长期录入的大量数据就无法提取无法利用，则严重影响慢病管理的科研价值。

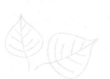

第九章

慢病管理与临床科研

第一节 临床科研课题执行的基本要求

临床科研课题执行是指如何根据研究计划的规定进行操作。如果在具体的研究实施过程中，偏离甚至违背了研究计划的规定，那么，即使有了十分严格、规范的研究计划，也不可能获得客观、真实的研究结果。为了保证研究计划的良好实施，需要抓住若干关键环节。

一、研究人员的培训

通过培训，研究人员进一步熟悉研究目的和研究计划的内容，掌握研究计划有关规定、标准的具体要求及操作程序的具体步骤，以提高研究人员对研究计划的依从性，减少研究过程中产生的偏倚。

二、研究过程中的质量控制和质量保障

研究过程中的质量控制和质量保障包括研究人员的分工及其职责的明确，各种标准操作过程的制定和实施，检查制度的建立和落实，并自觉地

接受外部的检查和监督等。

三、建立良好的医患关系

建立良好的医患关系，以提高研究对象对研究方案的依从性。

四、数据的收集和管理

数据的收集和管理包括相关规定和操作程序的制定，数据收集的及时、准确、完整，数据库的建立，数据库录入质量的控制以保证录入的无误，数据文档的保存等，为合理地利用和分析数据奠定了基础。

五、档案保存与管理

包括文字档案和电子档案。档案是研究实施过程中所有活动的记录文件，是考察研究工作是否具有真实性的重要依据。

上述几个方面是提高临床研究质量、以期客观地获取临床研究结果的重要措施。

六、知情同意

在临床科研课题执行过程中，知情同意是指向受试者告知一项试验的各方面情况后，受试者自愿并确认同意参加该项临床试验的过程，须以签名和注明日期的知情同意书作为文件证明。知情同意的实施是保护受试者权益的有效方法。

1. 知情同意书的设计和审查

知情同意书的设计应当包括：既要包括《药物临床试验质量管理规范(GCP)》里的相应内容，如试验药物的疗效，也要包括对其不良反应的阐述；既要包括对受试者的保护性措施，也要包括能否免费检查或获得药品、发生与试验相关的损害或死亡时是否承担治疗的费用及相应的经济补偿；知情同意书要包括签名和双方联系电话。此外，实际使用的知情同意书版本与伦理委员会审查的版本要一致，新的版本的知情同意书要及时提交伦理委员会审查。

2. 知情同意的实施过程

临床试验过程中，要遵循 GCP 原则，筛选合格后方与受试者签署知情同意书；知情充分告知，不能承诺知情同意书之外的内容；当受试者仅关注受益，忽视医疗风险，未完全理解知情同意书的内容时也要适当提醒；除受试者本人同意参加研究外，也要征得多名家属的意见。

3. 知情同意书的签署

知情同意书的签署应该由本人签署，部分文化程度低的受试者签署时，研究者应予指导，不能涂改太多，影响真实性，签署时应注明日期；由法定代理人签署时，要注明代理人与受试者关系；研究者除留办公电话给受试者外，应该提供能随时联系的移动电话；受试者与研究者应当面签署，签署日期要一致；研究者要给予受试者知情同意书副本；试验方案有重大改变时要重新获得随访期的受试者的知情同意。

七、随访

临床课题的随访是课题执行中重要的组成部分之一，是受试者治疗后治疗效果的反馈。规范、科学的随访是客观评价临床效果和提高科研水平的关键。

1. 制订随访计划

临床课题执行前要制订好随访计划，包括各种随访量表的编制，随访工作的组织、协调，随访的具体操作和随访资料的分析、统计、管理工作。随访工作要准确、客观、及时反映临床治疗效果，为临床科研及医疗决策提供科学、准确的依据。

2. 降低失访率

病历上填写患者及家属的姓名及通讯地址时应字迹清楚，通讯地址应明确，建立多途径的随访通讯方法。

3. 随访时点及频度的设定

病例随访必须有一个明确的标准时间作为观察起点。研究的目的不同，选择的标准时间也不同。不仅需要关注近期疗效，也要关注远期疗效。对某个试验的治疗措施做出全面评价，需要合适的观察期，才能随访到最终的真实结果。根据课题的需要，随访时间太短和频度太少，不能准确地判断治疗效果，随访时间过长、频度过密又会造成人力、财力的浪费，也容易增加失访率和缺失数据。

因此，临床随访应有完整的设计方案，明确的观察指标，有效的随访方法，避免随访偏倚的方法，周全的统计分析和降低随访率的策略。

八、临床试验用药管理

目前临床试验用药在国内的药物临床试验机构主要有两种管理的模式，一种是临床研究科室管理药品，一种是成立专门独立的药房管理药品，即GCP药房，后一种是成立专门的药房来规范管理药品的模式，在对试验用药品的管理上更具有显著的优势，其可集中统一管理试验用药品，通过制定并不断完善相关管理制度，促进药物临床试验的规范开展和保障结果的可靠性。在慢病管理门诊，各科药品管理员单个的工作量相对集中、管理规模较小，临床试验科室管理药品的优点是受试者直接在科室领药，方便快捷。

在慢病管理中实施临床试验，药品管理员应对每个临床试验的研究方案和试验流程都比较熟悉，知道哪几次访视需要发药，每次访视发什么药，发多少药，认真核对处方确认无误之后，到药柜开锁取药。试验用药品与普通药品相比具有特殊性，药师必须详细且耐心地做好发药交代，嘱咐受试者要严格按照方案要求储存和使用试验用药品，并要求受试者做好服药记录，如有多服漏服等情况要记录下来，下次随访的时候要主动告知研究者，而且对剩下的药品要进行回收，以便研究者能够进行较详细的清点和记录。

第二节　慢病管理中执行临床科研课题的优势

一、提高知情同意效率

在临床试验中，知情同意书不仅可以保障试验者的知情同意权，还可以使医师的权益得到维护。因临床试验多，研究者向试验者和家属介绍临床试验，让参与者对临床试验有全面认识，进而理解研究者的意图和目的，同时，知情同意也对参与试验后可能出现的利弊和风险都作了详细说明，让患者和家属有充分的知情权和选择权，有效地减少了医患的矛盾。在慢病门诊中，由于医患长期建立了稳定的良好的医患关系，大多数医师和护士都了解患者的心理和病情，能够尊重患者需求，更能进行有效沟通，使其主动配合试验的相关要求。专职的医师和护士能够针对常见问题，对患者认真讲解，做到严格规范地填写，确保知情同意书完整、有效。

二、提高受试者招募效率

受试者招募是临床试验中一个非常重要的环节，也是一项具有挑战性的工作。能否招募到足够数量的符合试验要求的受试对象将会对试验质量高低产生重要影响，也是影响试验进度的重要因素。许多试验无法按照原来的时间进度实施，常常需要延长招募期、增加招募中心数或者增加额外的资金投入才可实现招募的目标样本量。不少临床试验因招募计划未能完成而被迫延长招募期，而且延长招募期并不能使招募效果得到改善。

三、提高患者入组率

国内的三级医院在医疗服务水平、教学、科研方面具有明显的优势，因而也具有更多的病源。国内大部分三级医院能建立电子随访系统，与日益普及的病房电子系统相链接，患者出院时将相关信息自动导入随访系统，再由主管医护人员根据患者病情设定随访频率和模式。既节省人力，又能提高准确性和时效性。随着时间推移，新的患者不断加入，旧的患者能够得到好的长期随访。就如"滚雪球"效应，慢病管理的患者群就不断地扩大。中医院进行院外的健康知识宣传等健康管理，它可使患者明白这类疾病的基础知识和就诊方向，避免了不必要的误诊，也为医院和科室储备了大量潜在患者群。因此，在三级医院，特别是在病源集中、科研和教学能力都较强的大学附属医院首先探索建立专科管理的门诊，并在此基础上联合社区医疗机构进行推广就显得尤为必要和重要，也是在目前医疗体制的现实下较为有效的方法。

四、便于实施临床试验

与传统的诊疗模式对比，慢病管理模式的建立，注重的是通过健康教育炼造内行患者，医护人员在整个诊疗过程，以师徒、朋友的角色与患者交流，建立起相互信任的关系。其次，通过门诊随访系统的建立及不断完善，也可以提高患者的依从性，有效地提高了患者的参与度和遵医行为，使得科研试验措施得以施行。信息系统能够描述个人乃至整个人群的健康水平并且有利于提供快速、高效和积极的照护。信息系统是实施有效的慢病管理的核心，有利于实施早期干预策略，为患者及卫生保健人员及时提供反馈，让患者更多地了解其病情发展情况，进行有效的自我管理，同时有助于监测干预效果。再者，慢病管理的全科医师团队模式，包括慢性病专家（包括不同专业的）、营养师、临床药师、心理咨询师、运动生理学专家、慢性病管理护士、内行患者以及其他技术人等，能够较好地开展慢性病的预防和治疗工作，因为持续性的工作依靠单个人的力量是无法完成的。从以上几个方面，慢病管理通过建立医患之间的信任度，从而增加了患者的依从性，同时有效及时的监测干预效果，为临床科研的实施、监测带来了方便。

五、建立更加完善的随访机制，提高随访率

随着学科的不断发展，医疗活动需要更加完整、准确、详实、丰富的资料。随访作为医疗及医学信息应用的主要内容，为医院的医疗、教学、科研提供了宝贵资料。科学、系统、规范的随访管理，能保证资料信息的真实可靠性。在慢性疾病的管理中，不同的患者需要不同级别的护理和干预。有学者提出"分类分层随访，实行'金字塔'式管理"理念，对不同病情、不同依从性患者，开展不同级别的随访，随访级别随着患者的依从性和病情轻重程度而改变，管理的目标则是让"金字塔"顶层人群越来越少，底层人群越来越多，患者可达到持续随访，有效治疗，病情平稳。所以慢病管理的建立，有效地提高了患者的依从性以及建立起高效的工作运行模式，让更多患者能够长期加入医师的随访机制里，从而有效地控制了患者的失访率。

六、完善患者诊疗信息

　　国内大部分三级医院以及慢病管理部门能建立电子信息系统，针对常见慢性病的诊疗与科研，帮助科室快速实现慢性病病历的系统管理，建立了社区卫生服务信息平台，开发了居民健康卡软件，实现了慢性病患者健康信息采集及服务全流程的信息化。如随访系统会在需要随访的时间及时提醒专职随访人员，随访时可以通过电子系统及时录入患者情况，系统将自动整合数据，生成各类数据报表和统计结果，节省人力。慢病管理的信息系统又能提高患者诊疗信息的准确性和规范性，而且通过数据分析，慢病管理还可以为医院制定学科建设发展方向，可以为开展技术攻关提供基础资料，也为政府卫生监控提供参考数据。值得提出的是，慢性病监测信息化不仅涵盖患者就诊时收集的基本信息和疾病状况，还将包括由患者主动记录的饮食、运动、身体感觉等情况，其服务模式将呈现互动化和人性化，最终实现以人为本的目标。

七、验证和提高数据质量

　　通过慢病管理系统，可以根据每次就诊事件关联所有治疗信息，如初诊记录、检查记录、用药记录等，这样就可以有效地验证和提高数据质量。

八、实现数据实时共享和数据的再利用

　　不同的科研小组可以充分利用先前已整理完成的患者数据，可以有效地避免多个科研小组同时对同一患者进行反复随访的问题，减少对患者生活的干扰，提高科研项目数据的收集效率。

第三节　临床科研一体化在慢病管理中的体现

一、一体化的概念

中医学以往采用"从临床中来，到临床中去"的发展模式，不断从临床实践中总结经验，又不断到临床实践中验证。中医药学以临床实践为基础，其理论、方法、技术和药物等绝大多数来源于临床。建立能够满足临床研究的研究方法和技术平台，是有效解决中医药学发展的关键。在慢病管理的探索道路中，慢病门诊日渐肩负起临床医疗、临床科研与疾病管理三大功能，要实现临床和科研的良性结合、协调发展，提升医疗服务水平，提高临床科研能力，实现慢病管理的远期目标。

二、临床医疗功能的拓展

在普通门诊基础上进行拓展，使就医流程更加便捷。挂号方面可建立单独挂号系统，提供电话及微信、支付宝等更加便捷的挂号模式，并可由医护人员根据其病情需要及科研需要进行预约就诊；利用基于因特网技术及手机 APP 等终端措施，实时采集患者状态信息。中医特色亦可在此得到体现，例如运用"舌象脉象测量仪"收集患者舌象、脉象的客观数据，用于临床及科研。

三、临床科研功能的提升

通过慢病管理信息系统的实施，建立医疗业务平台、数据管理平台、临床研究平台，实现基于临床实际数据的科学研究。通过新技术的应用，可利用移动式量表采集技术等，进一步提高数据采集的便捷性和准确性。

四、疾病管理功能的体现

建立基于慢病管理的疾病管理中心，从疾病发展覆盖健康状态、危险状态、疾病状态，从干预措施贯穿预防、治疗，逐渐覆盖医院至社区，提供全程全方位的医疗服务；从健康信息的收集与管理，到健康危险因素评估，健康促进计划及改善指导开展工作，具体包括患者健康档案的建立、随访计划的建立、制定健康管理方案、健康咨询等。

慢病门诊与普通门诊的不同在于科研能力上的提升，同时兼顾临床与科学研究，形成一定的科研条件，以便更好地进行医疗服务。随着慢病门诊信息化的不断建设，在慢病门诊的数据库中积累了大量宝贵的临床数据，结合临床科研需求，对这些数据进行有效的提取、存储和处理，针对性地进行筛选、队列研究等，获取符合临床需求的样本集合，将能够提高数据在临床科研中的应用水平。这类数据中心整合了科学临床知识和大数据分析体系。收集的患者信息包括病史、检查检验结果、治疗过程和疗效、基因数据等。除支持临床科研外，通过数据分析，提供实时决策支持，提高临床诊疗水平，对临床诊疗经验进行总结并推广应用，将产生巨大的效益。

第三篇

实践篇

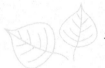

第十章
高血压病患者的慢病管理

第一节　高血压病患者慢病管理基本流程

对于诊断为高血压病的患者，结合一定的纳入标准及排除标准后，方可纳入高血压病慢病管理系统。本流程的目的是规范指导医护人员对高血压病患者进行随访，以实现对高血压病患者的全程管理。

一、评估

主要包括测量血压，评估是否存在危急重症，若合并急性并发症或其他系统严重疾病，需转急诊就诊或相应专科就诊，待病情稳定后可转回高血压病慢病管理。

二、签署知情同意书

评估后符合纳入高血压病慢性管理的患者，与其交代纳入慢病管理后的义务及权利，若同意则签署知情同意书。若不同意则转至普通门诊就诊。

三、纳入高血压病慢病管理系统

1.心血管科护士评估指导

（1）首次就诊患者需建立慢病管理档案，填写高血压病初诊病历。

（2）进行生活质量量表评估及自我效能评分。

（3）进行饮食、运动、心理评估及指导。

（4）发放高血压病日志、家庭作业等。

2.心血管科专科医师诊治

（1）评估患者一般情况，包括个人基本资料、身高、体重、腰围、既往史、合并症、烟酒史、家族史等。

（2）评估患者近期饮食、运动情况。

（3）了解既往诊疗过程、血压监测、用药情况。

（4）完善相关辅助检查。初诊患者建议完善血常规、尿常规、肝肾功能、血脂、同型半胱氨酸、心电图、心脏彩色多普勒超声、颈动脉彩色多普勒超声、眼底检查等。根据病情定期复查相关检查。

（5）确定诊断及治疗方案。复诊时根据情况调整治疗方案并制订复诊计划。

四、定期复诊并参加各种健康宣教讲座等活动

五、病情变化时可随时联系高血压病慢性门诊随访电话，及时安排就诊

第二节　高血压病患者健康教育要点

高血压病健康教育的总体目标：使高血压患者认识高血压的危害及长期治疗的必要性，澄清高血压认识误区，使患者掌握高血压的防治知识和技能，促进患者养成良好的遵医行为，提高治疗依从性，自觉改变不健康的生活

方式，主动控制危险因素，积极面对疾病，并鼓励患者进行自我血压管理。高血压病教育的目的是通过患者的行为改变，提高降压达标率，减少并发症发生。

一、高血压健康教育的方式

1. 个体化教育

患者在高血压慢病门诊就诊后，由高血压病专业护士与患者进行面对面、一对一的指导和交流，适合于首次就诊尤其是首次确诊为高血压的患者，便于系统地进行源头教育，保证教育效果，虽然较为耗时，但对日后患者血压监测、自我管理、正确习惯的养成较为重要，而且可以建立医护与患者的信任。

2. 群体化教育

通过集中讲座，发放宣传手册，邀请本专业专家进行高血压病基本知识、治疗的科普讲座、沙龙，面对面解答患者的疑问，定期向高血压患者传授中医四季养生方法、家庭简便的中医外治法等课程。或者根据患者的需求，举行"病友会"，比如每周四下午，组织高血压患者进行交流，让血压控制良好的患者介绍自己的心得体会。

3. 分层次、有的放矢的教育

根据患者对高血压病知识的掌握情况、年龄、文化程度及病程等出现的个体问题进行有的放矢地分层分组教育，以明确教育的重点，实现个性化的教育。

4. 正面启发性教育

采取积极正面引导的启发式教育，对患者尚未理解的知识和内容耐心解答直至其掌握，以调动患者自我学习的渴求，达到健康教育的目的。

5. 表扬鼓励的方式教育

在系统理论知识学习之后，对已掌握疾病知识、能自我管理、依从性好、血压达标的患者，给予表扬、鼓励，使其能现身说法，提高患者的社会认同感，同时提高其他患者的能动性和信心。

6. 多媒体教育

以门诊的宣传栏、电子显示屏等固定的可视化方式及移动携带的健康小册子发放方式开展健康教育。

二、高血压病健康教育的内容及要点

1. 高血压发生的重要危险因素

危险因素包括高盐膳食、超重／肥胖、过量饮酒、长期精神紧张、吸烟、体力活动不足等。控制危险因素，可预防或延缓高血压的发生。

（1）高钠、低钾膳食　每天摄入少量（2～3g）食盐是人体维持生命的必需物质，但过量食盐摄入（＞6g/d）会导致不良的生理反应，其中最主要的就是升高血压。研究证明，钠盐摄入量与血压升高成正比，严格控制钠盐摄入可有效地降低血压。钾能促钠排出，钾的摄入量与血压水平成负相关，而我国居民的膳食特点是高钠低钾。我国南方人群食盐摄入量平均为8～10g/d，北方人群为12～15g/d，均大大地超过WHO推荐的5g的标准。高盐膳食不仅是高血压发生的主要危险因素，也是脑卒中、心脏病和肾脏病发生发展的危险因素。每日摄入的食盐从9g降至6g，可使脑卒中发病率下降22%，冠状动脉性心脏病（冠心病）发病率下降16%。

（2）超重和肥胖　身体脂肪含量与血压水平成正相关。人群中体质量指数（BMI）与血压水平成正相关，BMI每增加$3kg/m^2$，4年内发生高血压的风险，男性增加50%，女性增加57%。我国24万成人随访资料的汇总分析显示，BMI≥$24kg/m^2$者发生高血压的风险是体质量正常者的3～4倍。身体脂肪的分布与高血压发生也相关，腹部脂肪聚集越多，血压水平就越高。腰围≥90cm（男性）或≥85cm（女性），发生高血压的风险是腰围正常者的4倍以上。超重和肥胖将成为我国高血压患病率增长的又一重要危险因素。

（3）饮酒　过量饮酒也是高血压发病的危险因素，人群高血压患病率随饮酒量增加而升高。虽然少量饮酒后短时间内血压会有所下降，但长期少量饮酒可使血压轻度升高；过量饮酒则使血压明显升高。高血压患者中5%~10%是由过量饮酒引起的。另外，大量饮酒刺激交感神经兴奋，心跳加快，血压升高及血压波动性增大。有大量证据表明，过量饮酒是心脑血管病、肾衰竭、2型糖尿病、骨质疏松症、认知功能受损和老年痴呆等的危险因素。重度饮酒者脑卒中死亡率比不经常饮酒者高3倍。

在我国饮酒人数众多，部分男性高血压患者有长期饮酒嗜好和饮烈度酒的习惯，应重视长期过量饮酒对高血压发生的影响。饮酒还会降低降压治疗的效果，而过量饮酒可诱发脑出血或心肌梗死。

（4）精神长期过度紧张　由于社会高速发展、工作节奏增快、竞争压力加剧、人际关系紧张，使人们的压力加大，长期过度紧张的心理反应会明显增加心血管风险。引起心理压力增加的原因主要有抑郁、焦虑。人在紧张、愤怒、惊恐、压抑、焦虑、烦躁等状态下，血压就会升高，并增加心血管病风险。主要机制是：①情绪变化引起大脑皮层兴奋与抑制的平衡状态失调，交感神经活动增强，血管收缩，血压升高；②神经内分泌功能失调，诱发心律紊乱；③血小板活性反应性升高；④诱发冠状动脉收缩、粥样斑块破裂而引起急性心血管事件发生。有心血管病史者，心理压力增加会使病情复发或恶化。

（5）吸烟　烟草中含 2000 多种有害物质，会引起交感兴奋、氧化应激，损害血管内膜，致血管收缩、血管壁增厚、动脉硬化，不仅使血压升高，还增加冠心病、脑卒中、猝死和外周血管病发生的风险。被动吸烟同样有害，尤其是婴幼儿更容易受到二手烟中有毒物质的侵害。孕妇主动或被动吸烟，烟草中的有害成分通过胎盘而直接损害胎儿的心血管系统，对下一代的这种损害可能是永久性的。

（6）体力活动不足　我国城市居民（尤其是中青年）普遍缺乏体力活动，严重影响心血管健康。体力活动不足是高血压的危险因素。适量运动可缓解交感神经紧张，增加扩血管物质，改善内皮舒张功能，促进糖脂代谢，降低高血压，减少心血管疾病发生的风险。

（7）高血压发病不可逆的危险因素　年龄和遗传因素。

2. 可能诱因

情绪激动、精神紧张、失眠、焦虑及体力活动。

3. 临床表现

（1）血压变化　高血压初期血压呈波动性，可暂时性升高，但仍可自行下降和恢复正常。血压升高与情绪激动、精神紧张、焦虑及体力活动有关，休息或去除诱因血压便下降，在同一天内血压亦可呈明显的变化。随病程迁延，尤其在并发靶器官损害或有并发症之后，血压逐渐呈稳定和持久性升高，此时血压仍可波动，但多数时间血压处于正常水平以上，情绪和精神变化可使血压进一步升高，休息或去除诱因并不能使之满意下降和恢复正常。有的患者在医院或诊所检查血压呈持续和明显增高，而回到家或在医院外的环境中血压正常，此种状况称为"白大衣高血压"。

（2）症状　大多数患者起病隐匿，症状缺如或不明显，仅在体检或因其他疾病就医时才被发现。有的患者可出现头痛、头晕、心悸、后颈部疼痛、后枕部或颞部波动感，还有的表现为神经症状如失眠、健忘或记忆力减退、注意力不集中、耳鸣、情绪易波动或发怒以及神经质等。病程后期有心、脑、肾等靶器官受损或有并发症时，可出现相应的症状。

（3）并发症的表现

左心室肥厚的可靠体征为抬举性心尖区搏动，表现为心尖区搏动明显增强，搏动范围扩大以及心尖区搏动向左下移位，提示左心室增大；主动脉瓣区第2心音可增强，带有金属音调；合并冠心病时可有心绞痛、心肌梗死和猝死；晚期可发生心力衰竭。

脑血管并发症是我国高血压病最常见的并发症，脑卒中患者中高血压占50%~60%。早期可出现一过性脑缺血发作，还可发生脑血栓形成、脑栓塞、高血压脑病及脑出血等。

累及眼底血管时可出现视力进行性减退；肾脏受累时尿液中可有少量蛋白和红细胞，严重者可出现肾功能减退。

4.降压目标

高血压是一种以动脉血压持续升高为特征的进行性"心血管综合征"，常伴有其他危险因素、靶器官损害或临床疾病，需要进行综合干预；高血压治疗包括非药物和药物两种方法，大多数患者需长期甚至终身坚持治疗；定期测量血压，规范治疗，改善治疗依从性，尽可能地让血压达到控制目标，坚持长期平稳有效地控制血压。

高血压患者的降压目标如下：

（1）一般高血压患者，应将血压降至140/90mmHg以下。

（2）65岁及以上老年人的收缩压应控制在150mmHg以下，如能耐受还可进一步降低。

（3）伴有肾脏疾病、糖尿病或病情稳定的冠心病的高血压患者治疗更宜个体化，一般可以将血压降至130/80mmHg以下。

（4）脑卒中后的高血压患者一般血压目标为140/90mmHg以下。

（5）处于急性期的冠心病或脑卒中患者，应按照相关指南进行血压管理。

（6）舒张压低于60mmHg的冠心病患者，应在密切监测血压的前提下逐渐实现收缩压达标。

5.非药物治疗

（1）限制食盐及含盐量高的食物摄入，每人每日食盐量逐步降至6g。

（2）合理膳食，减少膳食脂肪，营养均衡，控制总热量。

（3）适量运动，每周5~7次，每次持续30分钟。

（4）控制体重。

（5）戒烟限酒。

（6）保持心理平衡。

6.生活方式干预具体措施

所有的高血压患者，自始至终都要坚持健康的生活方式，主要包括合理膳食、控制体质量、戒烟限酒、适量运动、心理平衡。

（1）合理膳食

合理膳食，重点是限制钠盐摄入、限制总热量和营养均衡。

限制钠盐摄入，高血压膳食疗法主要的关键点是减盐。盐摄入量越多，血压水平越高；严格限盐可有效地降低血压；盐摄入量下降后血压也随之下降；脑卒中、冠心病的发病率也随之下降。

中国营养学会推荐健康成人每日食盐摄入量不宜超过6g，高血压患者不超过3g。限制钠盐的摄入是预防和治疗高血压的花费成本最小化的有效措施，其广泛推广刻不容缓。

避免高盐摄入的措施包括：

①每人每餐放盐不超过2g（即一个2g的标准盐勺）；每人每天摄入盐不超过6g（普通啤酒瓶盖去胶垫后一平盖相当于6g）。

②尽量避免进食高盐食物和调味品，如榨菜、咸菜、黄酱、腌菜、腌肉、辣酱等。

③利用蔬菜本身的风味来调味，例如将青椒、番茄、洋葱、香菇等和味道清淡的食物一起烹煮，可起到相互协调的作用。

④利用醋、柠檬汁、苹果汁、番茄汁等各种酸味调味汁来增添食物味道。

⑤早饭尽量不吃咸菜或豆腐乳，一块4cm²的腐乳含盐量5g。

⑥对非糖尿病的高血压患者，可使用糖醋调味，以减少对咸味的需求。

⑦采用富钾低钠盐代替普通食盐，但对于伴有肾功能不全的患者应慎用，以防血钾升高。

不要因为低钠盐"口味淡"、"更健康"就无所顾忌地添加，低钠盐也同样需要控制用量；对于合并肾衰竭的高血压患者，各类钾含量比较高的食物（如橙子、香蕉等）都需要控制摄入量，低钠盐中的钾也一样要考虑在内。

通过减少钠盐摄入，收缩压下降范围在 2 ～ 8mmHg。

（2）限制总热量，尤其关注油脂的类型和摄入量

油脂、蛋白质和糖类是供给人体热量的三大营养素，如果这三种食物摄入过多，超过人体需要的消耗量，超过的部分就会转化成脂肪蓄积下来，造成肥胖。

油脂分为饱和脂肪和不饱和脂肪，分别含饱和脂肪酸和不饱和脂肪酸。不饱和脂肪酸能降低胆固醇水平，对身体有益。饱和脂肪酸是有害的，摄入过多会造成肥胖和血脂异常。

1）减少动物油和胆固醇的摄入　来自动物性食物的饱和脂肪酸和胆固醇是导致血脂异常的确定性危险因素，需严格限制。饱和脂肪酸主要存在于肥肉和动物内脏中。高胆固醇的食物主要有动物内脏、蟹黄、鱼子、蛋黄、鱿鱼等。

2）减少反式脂肪酸摄入　反式脂肪酸的主要来源为含人造奶油食品，包括各类西式糕点、巧克力派、咖啡伴侣、速食食品等。不饱和脂肪酸高温或反复加热后会形成反式脂肪酸，有害健康。美国已规定食品标签必须注明反式脂肪酸含量，且含量不得超过 2%。

3）适量选用橄榄油　橄榄油富含有单不饱和脂肪酸，主要是油酸，对降低血胆固醇、三酰甘油和低密度脂蛋白胆固醇有益。高血压患者可适量选用橄榄油，每周 3 次或隔日 1 次即可。橄榄油可作凉拌菜，也可炒菜，应注意将烹调温度控制在 150℃以下。

4）高血压患者进食烹调油的四点注意　①选择安全的食用油，即卫生学指标、工艺及质控标准严格满足国家标准。②选择脂肪酸数量及构成比合理的油脂，如橄榄油、茶油等。③每日烹调油用量＜ 25g（半两，相当于 2.5 汤匙）。④控制烹调温度，油温不宜太高。油温越高，烹调时间越长，不饱和脂肪酸氧化越快，营养成分流失越多。

（3）营养均衡　收缩压下降范围在 8 ~ 14mmHg。

1）适量补充蛋白质　蛋白质摄入不足，影响血管细胞的代谢，血管的老化就会加剧，加速高血压和动脉硬化的形成，而适量摄取蛋白质有益于血管。富含蛋白质的食物包括牛奶、鱼类、鸡蛋清、瘦肉、豆制品等。

2）适量增加新鲜蔬菜和水果　多吃蔬菜和水果，有利于控制血压，主要原因是：①蔬菜和水果含钾高，能促进体内钠的排出；②有助于减少总能量超标的风险，避免肥胖；③增加水溶性维生素，特别是维生素 C 的摄入；④增加膳食纤维，特别是可溶性膳食纤维的摄入。

主张高血压患者每天食用 400 ~ 500g 新鲜蔬菜，1 ~ 2 个水果。对伴有糖尿病的高血压患者，在血糖控制平稳的前提下，可选择低糖型或中等含糖的水果，包括苹果、猕猴桃、草莓、梨、柚子等。

3）增加膳食钙摄入　低钙膳食易导致血压升高。钙摄入量与年龄相关性收缩压升高幅度成负相关，钙摄入量 < 500mg/d 的人群，收缩压随年龄增加而上升得最为明显，钙摄入量 500 ~ 1200mg/d 者次之，而钙摄入量 > 1200mg/d 者最低。我国居民人均膳食钙摄入量为 390.6mg/d，远低于我国营养学会的钙推荐量（800mg/d）。

补钙的简单、安全和有效的方法是选择适宜的高钙食物，特别是保证奶类及其制品的摄入，即 250 ~ 500ml/d 脱脂或低脂牛奶。对乳糖不耐受者，可试用酸牛奶或去乳糖奶粉。部分患者需在医师指导下选择补充钙制剂。

（4）高血压患者的食物选择

高血压患者膳食宜清淡，低盐、低脂、低糖；宜富含维生素、纤维素、钙、钾。推荐以下食物：

①富含钾、钙、维生素和微量元素的食物：新鲜蔬菜、水果、土豆、蘑菇等；

②食用植物油；

③富含膳食纤维的食物：燕麦、薯类、粗粮、杂粮等；

④富含优质蛋白、低脂肪、低胆固醇食物：无脂奶粉、鸡蛋清、鱼类、去皮禽肉、瘦肉、豆制品等。鱼类蛋白是优质蛋白，鱼油含多不饱和脂肪酸，鱼类有助于心血管健康。

（5）少食用的食物

①高钠食物　咸菜、榨菜、咸鱼、咸肉、腌制食品、烟熏食品、火腿、含钠高的调味料酱料等；

②高脂肪、高胆固醇食物　动物内脏、肥肉、禽皮、蛋黄、鱼子、油炸食品;

③高反式脂肪酸食物　人造奶油、富含氢化油、起酥油的糕点和方便食品等;

④糖类、辛辣刺激的调味品、浓咖啡、浓茶等。

（6）控制体质量

控制体质量，避免超重、肥胖:对高血压患者而言，在体质量控制上应有三方面的"关注"，即:

①关注实际体质量和理想体质量的"差异";

②关注总体脂肪（体脂）量;

③关注脂肪在全身的分布状况（体型）。

目标是 BMI < 24kg/m² ，腰围 < 90cm（男性），< 85cm（女性）。收缩压下降范围在 5 ~ 20mmHg/ 减重 10kg。

（7）戒烟限酒　合理的戒烟治疗可增加戒烟成功率，降低复吸率。

戒烟的技巧:

①戒烟从现在开始，下决心，制定计划，并写下来随身携带，随时提醒和告诫自己。

②丢弃所有烟草、烟灰缸、火柴、打火机，避免一见到这些就条件反射地想要吸烟，并且要避免参与往常习惯吸烟的场所或活动。

③坚决拒绝烟草诱惑，随时不忘提醒自己只要再吸一支就足以令之前所有努力前功尽弃。

④烟瘾来时，做深呼吸活动或咀嚼无糖分口香糖，尽量不用零食代替烟草以免引起血糖升高，身体过胖。用餐后食用水果或散步来代替饭后一支烟的习惯。

⑤把要戒烟的想法告诉家人和朋友，取得他们的鼓励、支持和配合。

⑥为自己安排一些体育活动，如游泳、跑步、钓鱼、打球等，一方面可以缓解压力和精神紧张，另一方面还有助于把注意力从吸烟上引开。

⑦戒烟咨询及戒烟热线:戒烟咨询由专业的戒烟医务人员在戒烟门诊进行，戒烟咨询和戒烟热线能有效地帮助吸烟者按照正确的方法戒烟。目前我国的戒烟热线号码为 400 888 5531。

长期过量饮酒是高血压、心血管病发生的危险因素，饮酒还可对抗降压药的作用使血压不易控制。少量饮酒的范围是:每日葡萄酒 < 100ml（相

当于2两），或啤酒＜300ml（3两），或白酒＜50ml（1两）。女性减半，孕妇不饮酒。

不得不饮酒时，要尽量放慢饮酒速度，避免"干杯"或"一口饮"，饮酒要伴餐，减缓酒精的吸收速度，减轻酒精对胃的刺激，不饮高度烈性酒。

（8）适量运动

运动中的收缩压随运动强度增加而升高，中等强度运动时收缩压可比安静状态升高30～50mmHg，舒张压有轻微变化或基本维持稳定。运动可降低安静时的血压，一次10分钟以上、中低强度运动的降压效果可以维持10～22小时，长期坚持规律运动，可以增强运动带来的降压效果，收缩压下降范围4～9mmHg。安静时血压未能很好地控制或超过180/110mmHg的患者暂时禁止中度及以上的运动。

高血压患者适宜的运动方式包括：有氧运动、抗阻力运动、柔韧性练习、综合功能练习。

1）有氧运动　是高血压患者最基本的健身方式，常见运动形式有快走、慢跑、骑自行车、跳秧歌舞、做广播体操和有氧健身操、登山、登楼梯。建议每周至少进行3～5次、每次30分钟以上中等强度的有氧运动，最好坚持每日都运动。

运动强度：中低强度运动、较高强度运动在降血压方面更有效、更安全。可选用以下方法评价中等强度：①主观感觉：运动中心跳加快、微微出汗、自我感觉有点累；②客观表现：运动中呼吸频率加快、微微喘，可以与人交谈，但是不能唱歌；③步行速度：每分钟120步左右；④运动中的心率＝170－年龄；⑤在休息后约10分钟内，锻炼所引起的呼吸频率增加应明显缓解，心率也恢复到正常或接近正常，否则应考虑运动强度过大。

2）抗阻力运动　力量练习可以增加肌肉量，增强肌肉力量，减缓关节疼痛，增加人体平衡能力，防止跌倒，改善血糖控制。建议高血压患者每周进行2～3次力量练习，两次练习间隔48小时以上。可采用多种运动方式和器械设备，针对每一个主要肌群进行力量练习，每组力量练习以重复10～15次为宜。生活中的推、拉、拽、举、压等动作都是力量练习的方式。力量练习时应选择中低强度，练习时应保持正常呼吸状态，避免憋气。

3）柔韧性练习　柔韧性练习可以改善关节活动度，增加人体的协调性和平衡能力，防止摔倒。建议每周进行2～3次柔韧性练习。在做柔韧性练习时，每次拉伸达到拉紧或轻微不适状态时应保持 10 ~ 30 秒；每一个部位的拉伸可以重复 2 ~ 4 次，累计 60 秒。

4）综合功能练习　综合功能练习可以改善人体平衡、灵敏、协调和步态等动作技能，可以改善身体功能，防止老年人跌倒。例如太极、瑜伽、太极柔力球、乒乓球、羽毛球等。

5）生活中的体力活动　适当增加生活中的体力活动有助于血压控制。高血压患者可以适当做些家务、步行购物等活动，使每日的步行总数达到或接近 10 000 步。

运动的适宜时间：高血压患者清晨血压常处于比较高的水平，清晨也是心血管事件的高发时段，因此最好选择下午或傍晚进行锻炼。

运动时的注意事项：

高血压患者清晨血压常处于比较高的水平，最好选择下午或傍晚进行锻炼。运动最佳时间：下午 16 ~ 17 点，其次：晚间或饭后 2 ~ 3 小时。运动之前要热身，运动之后要放松。

训练结束时应避免突然终止运动，大于 65 岁的老年高血压患者进行运动时更容易出现运动后血压过低、晕厥或心律失常，这些患者运动终止时要延长放松期。训练结束时应继续保持步行或慢跑，逐渐减慢速度至停止运动，整个放松期可达到 10 分钟以上。

增强自我保护意识，掌握自我保护方法：①着装应宽松、舒适；②熟悉场地状况，以免受伤；③随身携带救护药品，以防不测；④尽量结伴运动；⑤量力而行，不要盲目攀比及争强好胜；⑥运动中如果感觉不适，切莫盲目坚持。

运动中出现了不舒服的异常感觉，例如憋气、胸闷、胸痛、头晕、头痛、目眩等，就要减少运动量或马上停下来，及时就诊，弄清原因后，再确定还能否继续运动，千万不要掉以轻心，盲目坚持，以防发生不测。

高血压合并下列临床情况，暂不适宜运动，或需要额外的运动指导：①冠心病伴心功能不全；②增殖性视网膜病变；③临床蛋白尿性肾病；④糖尿病严重神经病变；⑤足部溃疡；⑥急性代谢并发症期；⑦血糖控制很差。

（9）心理平衡　预防和缓解心理压力是高血压和心血管病防治的重要方面。构建和谐社会，创造良好的心理环境，培养个人健康的社会心理状态、纠正和治疗病态心理有助于降压。

预防和缓解心理压力的主要方法为：①避免负面情绪，保持乐观和积极向上的态度；②正视现实生活，正确对待自己和别人，大度为怀；③有困难主动寻求帮助；④处理好家庭和同事间的关系；⑤寻找适合自己的心理调适方法；⑥增强承受心理压力的抵抗力，培养应对心理压力的能力；⑦心理咨询是减轻精神压力的科学方法；⑧避免和干预心理危机（一种严重的病态心理，一旦发生必须及时求医）。

（10）关注睡眠　睡眠差者24小时动态血压监测发现大多数无昼夜节律，夜间血压未低于白天，夜间血压高使全身得不到充分休息，靶器官易受损。高血压患者失眠后，次日血压升高，心率增快。睡眠是最好的养生，良好的睡眠有助于降压。睡眠差者应找医师帮助调理，服用催眠药或助眠药，提高睡眠质量。

（11）生活中的注意事项

1）应尽量避免需暂时屏气一蹴而就的运动，如搬重物等，因为这些运动可使血压瞬间剧烈上升，引发危险。

2）平时要注意吃含粗纤维的食物，预防便秘。排便时用力过度会引起血压巨大波动，引发心肌梗死或脑卒中。

3）寒冷的日子洗脸不要用凉水，尽可能用温水。急剧的温度变化会引起血压的剧烈波动。洗澡前后及洗澡时环境和水温差别太大，会使血压波动太大。浴盆较深，水压升高会造成血压上升，建议只浸泡到胸部以下。

（12）测血压的注意事项

1）测量方案　目前还没有一致方案。一般情况建议，每日早晨（起床后、饭前）和晚上（睡前）测量血压，每次测2～3遍，取平均值；血压控制平稳者，可每周只测1日血压。对初诊高血压或血压不稳定的高血压患者，建议连续家庭测量血压7日（至少3日），每日早晚各1次，每次测量2～3遍，取后6日血压平均值作为参考值。

2）测量前30分钟不进行剧烈运动，避免抽烟、喝酒、咖啡、茶等，排空小便，坐着平静休息5分钟。

3）测量的时候，手臂要放松，放在与心脏齐高的桌面上，背靠椅子或沙发靠垫，双腿放松，平静测量。手臂的位置不对、手臂用力等均会让测量结果出现较大误差。每次应测量同一侧手臂，两只手臂均可，这样才具有可比性。两只手臂的血压常常有小幅差异，但只要在20mmHg内都算正常，如果差异过大则应咨询医师。

4）测完后，应该用本子记录下收缩压（高压）、舒张压（低压）和脉搏，并且记录测量日期、时间、左臂还是右臂、有无服药以及服药剂量，便于就诊使用。

7. 心理疏导

（1）目标　识别患者的精神心理问题，并给予对症处理。

（2）措施　①评估患者的精神心理状态。②了解患者对疾病的担忧、患者的生活环境、经济状况、社会支持，给予有针对性的治疗措施。③通过一对一方式或小组干预对患者进行健康教育和咨询。④轻度焦虑抑郁治疗以气功、太极拳、八段锦等运动康复为主；还可以采用音乐疗法，让患者经常播放轻松、柔美的音乐，根据患者中医辨证的证型予以相应的音乐治疗，如肝火亢盛者，可给予有商调式音乐，有良好制约愤怒和稳定血压作用，如《江河水》《汉宫秋月》等；如阴虚阳亢者，可给予羽调的音乐，其柔和清润的特点可有助滋阴潜阳的作用，如《二泉映月》《寒江残雪》等。⑤对焦虑和抑郁症状明显者加予中医辨证论治，病情复杂或严重时应请心理睡眠科会诊治疗。

8. 药物治疗

常用降压药物包括钙拮抗剂（CCB）、血管紧张素转换酶抑制剂(ACEI)、血管紧张素Ⅱ受体拮抗剂(ARB)、噻嗪类利尿药和β受体拮抗剂五大类以及由上述药物组成的固定配比复方制剂。此外，α受体拮抗剂或其他种类降压药有时亦可应用于某些高血压人群。

常用五大类降压药均可作为高血压初始或维持治疗的选择药物。二级及以上高血压患者常需要联合治疗。采用单片固定复方制剂可以更好地增加患者的治疗依从性，控制血压，降低治疗费用。

9. 并发症

持续的血压升高造成心、脑、肾、全身血管损害，严重时发生脑卒中、心肌梗死、心力衰竭、肾衰竭、主动脉夹层等危及生命的临床并发症。

（1）心脏　高血压可引起左心室肥厚、冠心病、心力衰竭和心律失常。

（2）脑　中国是脑卒中高发区，每年新发脑卒中250万人。高血压是脑卒中最重要的危险因素，我国70％的脑卒中患者有高血压。高血压可引起脑卒中（脑梗死、脑出血）、短暂性脑缺血发作等。脑卒中是导致血管性痴呆的重要原因。

（3）肾脏　长期高血压使肾小球内压力增高，造成肾小球损害和肾微小动脉病变，一般在高血压持续 10 ~ 15 年后出现肾损害，肾功能减退，部分患者可发展成肾衰竭。

（4）血管　高血压患者大多伴有动脉粥样硬化，下肢动脉因粥样硬化发生狭窄或闭塞时，可出现间歇性跛行，严重者可有下肢静息痛，甚至溃疡或坏疽。

主动脉夹层是指主动脉内膜撕裂，血流把主动脉壁的内膜和中层剥离，形成壁内血肿。典型者可表现为突发的胸腹部撕裂样剧痛，病情非常凶险，可伴休克，甚至猝死。如有间断的胸痛、腹痛伴发热等症状，要注意不典型主动脉夹层的可能。

（5）眼　高血压可损害眼底动脉、视网膜、视神经，造成眼底视网膜小动脉硬化、视网膜出血和渗出、视网膜中央动脉或静脉阻塞、视乳头水肿萎缩、黄斑变性等，导致视力下降，严重者失明。

10. 进展和预后

高血压并发症的后果与负担：高血压一旦发生心、脑、肾等严重并发症，后果严重。病情重者致死，英年早逝者屡见不鲜；轻者致残，如脑出血引起偏瘫长期卧床，急性期住院费至少上万元，出院后每年医药费至少数千元。患者丧失劳动力，家庭成员长期陪护，给个人、家庭和国家都造成巨大负担。全国每年心血管病花费约 3000 亿元。

第三节　中医适宜技术

一、根据中医体质辨证施膳食

常见中医基本体质：气虚质、阳虚质、阴虚质、痰湿质。

1. 党参北芪乌鸡汤

党参切片 20g，黄芪 20g，乌骨鸡 1 只，调味品适量。党参、黄芪洗净先煲 30 分钟，再将鸡肉斩大块飞水后浸入汤内，调文火慢煲 30~40 分钟，食鸡肉饮汤。对于气虚体质的高血压患者较为适宜。

2. 巴戟菟丝子饮

巴戟天、菟丝子各10g，红糖15g。巴戟天、菟丝子洗净放煲内，加水适量，煮开片刻，去渣取汁，加入红糖再煮至糖溶化。对于阳虚体质的高血压患者较为适宜，合并糖尿病的患者不加红糖。

3. 沙参玉竹老鸭汤

沙参、玉竹各30~50g，老鸭1只，盐、味精少量。先将鸭去毛，内脏洗净，同沙参、玉竹同放瓦煲内，加水适量，文火慢煲1小时以上。调味后，饮汤，吃鸭。对于阴虚体质的高血压患者较为适宜。

4. 山楂降脂饮

鲜山楂30g，嫩荷叶15g，草决明10g，枸杞子15g。将以上四味同放锅内煎煮，待山楂将烂时，捣碎，再煮10分钟，去渣取汁，调入白糖。对于痰湿体质的高血压患者较为适宜。

二、中医辨证分型

1. 肝阳上亢型

头晕、头痛、心烦易怒、夜睡不宁、头重肢麻、口苦口干、舌微红、苔薄白或稍黄、脉弦有力；多见于高血压病早期。

2. 肝肾阴虚型

眩晕耳鸣、心悸失眠、腰膝无力、记忆力减退，或盗汗遗精、形瘦口干、舌质嫩红、苔少、脉眩细或细数；常见于久患高血压病者，常因肝阳过亢不已而致伤阴伤肾所致。

3. 气虚痰瘀型

头晕、头如裹，形体肥胖、胸闷胸痛、气短、怠倦乏力，或恶心、泛吐痰涎，脉络瘀血、皮下瘀斑，肢体麻木或偏瘫，口淡、食少，舌胖嫩或舌淡暗，舌边有齿印，苔白腻、脉弦细滑或虚大而滑；多见于高血压病中期。

4. 阴阳两虚型

头晕目眩、耳鸣腰酸，腰痛，或阳痿遗精、夜尿多、自汗、盗汗，或形寒肢冷、气短乏力、舌淡嫩或嫩红、苔薄白润、脉细弱；多见于高血压病后期。

三、中医辨证施治

1. 气虚痰瘀型

[治法]　健脾益气，化痰活血。

[方药]　温胆汤加减。

[兼证加减]　若气虚明显，症见气短、乏力甚，脉细无力，加黄芪25g，或红参10g另炖兑入。

若气阴不足，症见口干、汗多神疲、气短懒言，脉细数。合用生脉散，加麦冬15g，五味子6g；党参改太子参，或西洋参10g另炖兑入。

若痰浊明显，症见舌苔厚腻，加薏苡仁30g，石菖蒲10g。

若瘀血停滞、胸痛甚，症见胸部刺痛、绞痛，或口唇爪甲紫暗，舌质紫暗或有瘀斑。加失笑散（蒲黄6g、五灵脂6g），水蛭5~10g。

若肾虚者，症见腰膝酸软，夜尿频多，尺脉弱。加巴戟天15g，淫羊藿15g，桑寄生15g。

若血虚者，症见面色无华，疲倦乏力，气短，脉细，加黄精15g，鸡血藤15g。

2. 肝肾阴虚型

[治法]　滋补肝肾，益精养血。

[方药]　莲椹汤（莲须，桑椹子，女贞子，旱莲草，山药，龟板，生牡蛎，牛膝）加减。

[兼证加减]　若兼气虚加太子参；若舌光无苔加麦冬、生地黄；若失眠心悸加酸枣仁、柏子仁。

3. 肝阳上亢型

[治法]　平肝潜阳，清心肃降。

[方药]　天麻钩藤饮加减。

[兼证加减]　若兼阳明实热便秘者，可加大黄之类泻其实热；若苔厚腻去莲须加茯苓、泽泻；若头痛甚者，加菊花或龙胆草；若失眠加合欢皮或酸枣仁。

4. 阴阳两虚型

[治法]　补肾填精，育阴助阳。

[方药] 肝肾双补汤（桑寄生、何首乌、川芎、淫羊藿、玉米须、杜仲、磁石、生龙骨）加减。

[兼证加减] 若兼气虚加黄芪；若肾阳虚为主者，可用"附桂十味汤"（肉桂、熟附子、黄精、桑椹、牡丹皮、茯苓、泽泻、莲须、玉米须、牛膝）；若肾阳虚甚兼浮肿者，用真武汤加杜仲、黄芪。

四、修身与运动

中医的修身形式多样（如散步、慢跑、八段锦、太极拳等），趣味性较强，患者易于接受。八段锦、太极拳、穴位经络拍打等运动方式通过神形体统一，身心合练，有平衡阴阳、培补元气、疏通经络、调理气血的作用；且运动的动作和缓，运动时心率增快不明显，安全性比较好。

1.八段锦

（1）预备式，意守丹田，宁静心神，调整呼吸，端正身型。

（2）双手托天理三焦，意想三焦通畅，两掌上托气从关元提至天突，两掌下落，气从天突降至关元。

（3）左右开弓似射雕，开弓劲达脊背，意至示指商阳。

（4）调理脾胃须单举，意想丹田，伸拉两胁，吸入清气，呼出浊气；（气虚或痰浊偏盛的患者可单独或重点练习该动作）

（5）五劳七伤往后瞧，旋臂刺激手腕原穴，后瞧转动颈部大椎，展肩劲达脊背，蹲身气沉丹田。

（6）摇头摆尾去心火，摇头放松大椎，摆尾转动腰骶部肌肉，呼吸取其自然，意念守在涌泉。（心肾不交的失眠患者可单独或重点练习该动作）

（7）双手攀足固肾腰，摩运膀胱经，畅通任督二脉，意念守在命门，气息沉至丹田。（阴阳两虚型患者可单独或重点练习该动作）

（8）攒拳怒目增气力，左右扭转脊柱，气力发于丹田，旋腕用力抓握，两眼怒目睁圆。

（9）背后七颠百病消，脚趾用力抓地，百会向上虚领，放松肢体下颠，吸气呼气想丹田。

（10）收式，气息归元守。每日练习1次。

2. 经络拍打操

（1）预备动作　两足分开与肩同宽，两臂自然下垂，全身肌肉放松，呼吸均匀。

（2）按揉精明、攒竹穴　顺时针按摩精明、攒竹穴，1周为1拍，做32拍。可清脑明目，止头痛。

（3）轻敲头部腧穴　①用双手指腹分别轻敲前额两侧膀胱经，即从前额正中线旁开1.5寸的曲差穴、络却、玉枕到天柱穴。从前至后为1遍，做5遍。②用右手指腹轻敲头部督脉，从头顶正中线轻敲到后枕部：即从百会、后顶、强间、脑户、风府到哑门穴。从上至下为1遍，做5遍。

（4）拍打督脉　用空掌（或按摩锤）拍打背部中央即督脉，由背部正中大椎穴拍打至长强穴，从上至下反复拍打。一般拍打5~8遍。

（5）拍打膀胱经　用空掌（或按摩锤）拍打背部脊柱两旁1.5寸的膀胱经。从右侧背部大杼穴开始往骶尾部会阳穴拍打，后沿大腿背侧中线的承扶穴拍打至足后跟的仆参穴。最后沿足背外侧缘至小趾外侧端（至阴穴）拍打。由上至下，反复拍打5~8遍，再拍左侧。每日练习1次。

3. 梳头

可用玉质、木质、牛角质梳子或用双手指，从前额或发鬓部开始朝后一直梳到枕部，用力适度，次数不限，一般做100~300次。

上述修身与运动方法根据患者的情况及意愿选择1~2种进行练习。

五、中医特色治疗

1. 中药沐足

邓老沐足方：怀牛膝30g，川芎30g，天麻10g，钩藤（后下）10g，夏枯草10g，吴茱萸10g，肉桂10g。

操作方法：上方加水2000ml煎煮，水沸后再煮20分钟，取汁倒入浴足盆内，调温至夏季38~41℃、冬季41~43℃，浴足30分钟，每日1次，10日为1个疗程。

适应证：高血压阴虚阳亢者。

禁忌证：凡烧伤、烫伤、脓疱疮、皮肤病者不宜浴足。糖尿病患者慎用。饭后不宜浴足，以免影响消化。

注意事项：

（1）浴足前测量浴足汤药的温度，检查浴足盆的性能是否良好，患者的皮肤及生命体征情况。

（2）浴足过程中注意观察患者的意识及有无不良反应，对一些神疲乏力头晕者，应在旁守护，做好安全措施。天气寒冷时，注意保暖。若使用的是专门设计的恒温浴足盆，最好启动浴足盆的按摩功能，按摩足底的涌泉穴，效果更佳。

（3）浴足完后抹干脚，协助患者卧床休息，注意观察患者皮肤及生命体征情况，若出现皮肤瘙痒等不适时，及时处理。如患者有足皲裂，浴足的水温不宜太高，浴足后涂软膏。

2. 针刺太冲穴：

定位：太冲穴，即足背第一、第二跖骨结合部之前凹陷中。

具体操作：针刺时患者取坐位，两手自然放在腿上，身体轻靠椅背，头微前倾；或平卧位。碘伏消毒后快速进针，向涌泉穴方向斜刺（与皮肤成45°角）0.5～0.8寸后行中强度刺激。手法以泻法为主，施捻转加震颤手法，激发感传向近心端放散，得气后留针20分钟，每5～10分钟捻针1次。如发生局部皮肤过敏及感染，视情予抗炎药膏外敷；如患者出现晕针，即时拔针，予静卧位休息，或予糖盐水口服。针刺太冲穴（双侧），每日1次，连续针刺7日为1个疗程。

3. 腹针

取穴及刺法：中脘（脐上4寸取之，深刺）、下脘（脐上2寸取之，深刺）、气海（脐下1.5寸，当脐与关元穴连线之中点取之，深刺）、关元（脐下3寸，中极穴上1寸取之，深刺）、水道（关元穴旁开2寸取之，中刺）、气旁（气海旁开5寸取之，双侧中刺）、气穴（关元穴旁开5寸取之，双侧中刺）、大横（脐旁开3.5寸处取之，双侧浅刺）。

具体操作：针刺时患者取仰卧位，两手自然放在身体两侧。常规消毒后，采用薄氏腹针专用套管针进行针刺，取穴严格按腹针穴位定位，进针后不行补泻手法。每次留针20分钟。隔日治疗1次，每周3次，4周为1个疗程。

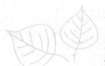

糖尿病患者的慢病管理

第一节　糖尿病患者慢病管理基本流程

　　糖尿病是由遗传、环境、免疫等因素引起的、以慢性高血糖及其并发症为特征的代谢性疾病。糖尿病的基本病理生理为相对或绝对的胰岛素不足所引起的代谢紊乱，涉及糖、蛋白质、脂肪、水及电解质等多种代谢。最典型的表现为"三多一少"综合征，即多饮、多尿、多食和体重减轻。2015年世界卫生组织公布的《全球糖尿病报告》中提到目前我国糖尿病患者已达1.29亿，患病率为9.4%。糖尿病病死率已居肿瘤、心血管病之后的第三位。

　　流程图（图11-1-1）说明：

　　对于诊断为糖尿病的患者，包括2型糖尿病、1型糖尿病、妊娠糖尿病以及其他类型糖尿病，均可纳入糖尿病慢病管理系统。本流程图的目的是规范指导医护人员对糖尿病患者进行随访，以实现对糖尿病患者的全程管理。

1. 评估

　　主要包括测量血糖、血压，评估是否存在危急重症，若合并急性并发症或其他系统严重疾病，需转急诊就诊或相应专科就诊，待病情稳定后可转回糖尿病慢病管理。

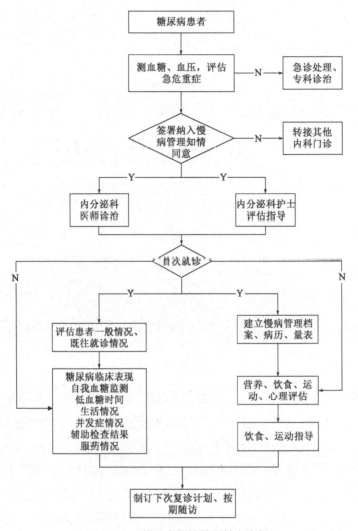

图11-1-1 糖尿病慢性管理基本流程图

2.签署知情同意书

评估后符合纳入糖尿病慢病管理的患者，与其交代纳入慢病管理后的义务及权利，若同意则签署知情同意书。若不同意则转至内科内分泌专科门诊就诊。

3.纳入糖尿病慢病管理系统

（1）内分泌科护士评估指导

1）首次就诊患者需建立慢病管理档案，填写糖尿病初诊病历。

2）进行生活质量量表评估及自我健康评分。

3）进行饮食、运动、心理评估及指导。

4）发放糖尿病日志、家庭作业等。

（2）内分泌科专科医师诊治

1）评估患者的一般情况：包括个人基本资料、身高、体重、腰臀围、职业及特点、既往史、合并症、烟酒史、过敏史、生育月经史等。

2）评估患者的近期饮食、运动情况。

3）了解既往诊疗过程、血糖监测、低血糖发生情况。

4）完善相关辅助检查：初诊患者建议完善血常规、尿常规、肝肾功能、血脂、糖化血红蛋白、胰岛功能评估、心电图、腹部彩色多普勒超声、肌电图、感觉阈值测定、下肢动脉彩色多普勒超声、眼底检查等。根据病情定期复查相关检查。

5）确定诊断及治疗方案。复诊时根据情况调整治疗方案并制订复诊计划。

4. 定期复诊并参加各种健康宣教讲座等活动。

5. 病情变化时可随时联系糖尿病慢性门诊随访电话，及时安排就诊。

第二节　糖尿病患者健康教育要点

糖尿病健康教育的总体目标：使糖尿病患者掌握控制疾病的知识和技巧；使患者改变其对待疾病消极或错误的态度，提高患者对糖尿病综合治疗的依从性；使患者成为糖尿病管理中最积极、最主动的参与者；尽量提高患者的自我照顾能力。糖尿病健康教育的最终目标是使患者达到行为改变。

一、糖尿病健康教育的方式

1. 教育方法

分为个体教育、小组教育和大课堂教育。

个体教育是指糖尿病专业护士与患者进行一对一的沟通和指导，适合一些需要重复练习的技巧学习。例如，自我注射胰岛素、血糖自我检测。

其优点是能根据个别患者的需要，特别设计教育内容，以确保教育效果；容易建立患者与医护之间良好的信赖关系。但这种教育方法耗费时间较多，每次教育的时间需要 30 分钟左右，每日能教育的患者人数较少，同时，由于护理人员数量有限，使得这种形式的教育还不能在医院广泛开展。

小组教育是指糖尿病专业护士针对多个患者的共同问题同时与他们沟通并给予指导，每次教育时间 1 小时左右，患者人数在 10 ~ 15 人，最多不超过 20 人。由于同一时间内可以教育多个患者，教育成本低、节省时间；同时，在朋友的支持下，一些病友中已建立的健康生活习惯，其他患者也较容易接受及跟从。有研究表明，如果采用系统的教育课程，小组教育可以达到和个体教育同样的效果。但这种方法也有其局限性，如果小组成员背景参差不齐，个别患者的特殊要求便难以满足。另外，不良的生活习惯或对糖尿病的错误认识也较容易相互影响。

大课堂教育是指以课堂授课的形式由医学专家或糖尿病专业护士为患者讲解糖尿病相关知识，每次课时 1.5 小时左右，患者人数在 50 ~ 200 人。这种教育方法主要是针对那些对糖尿病缺乏认识的患者以及糖尿病高危人群，属于知识普及性质的教育，目的是使糖尿病患者和高危人群在对糖尿病防治的观念和理念上提高认识。

2. 教育形式

根据患者需求和不同的具体教育目标，以及资源条件，可采取多种形式的教育，包括演讲、讨论、示教与反示教、场景模拟、角色扮演、电话咨询、联谊活动、媒体宣传等，还可以通过应用视听设备、投影、幻灯、食物模型等教育工具来开展不同形式的教育活动。

演讲：是最常用的方法，但对于患者来说是一种被动学习方式，患者没有主动参与。

讨论：也比较常用，可以通过提问使患者参与更多，鼓励患者讲解并分享糖尿病自我管理经验。

可视教育工具：能够提高教育效果、强化教学信息、调动参与者的学习兴趣和积极性。

示教与反示教：在指导患者或家属学习一些操作技巧时很常用。例如，血糖监测、胰岛素注射技术。注意：在给患者或家属讲解并演示整个操作过程后，必须让患者或家属当场重复一遍操作过程，即反示教，以确保患者或家属回到家中可以独立完成操作。

场景模拟与角色扮演：通过模拟现实生活环境的角色，如小品表演的形式，使患者运用所学的知识对是与非、对与错做出判断，同时针对患者困惑的问题，帮助他们分析和讨论出更好的应对方法。

电话咨询：通过开通热线电话的方式，定期设置不同的专题内容，使患者可以根据专家值热线的时间，有选择性地提出问题，并得到及时解决。

联谊活动：建立糖尿病患者俱乐部，组织患者参加夏令营、交流会、演讲比赛、知识竞赛、烹饪比赛、时装表演、健身操表演、运动会，以及世界糖尿病日的咨询活动等丰富多彩的活动，寓教于乐，使医患之间、患者之间建立起相互信赖和支持的网络。

媒体宣传：利用电视台、广播电台、报刊等媒体宣传工具，广泛宣传健康生活方式理念，传播糖尿病防治知识，使广大民众认识糖尿病，了解其并发症带来的危害，做到及早发现、及早治疗。

印刷资料的发放：印制适合患者阅读和理解的资料供患者学习，即资料内容不要过于复杂，力求简单明了、图文并茂，仅提到关键信息即可。

二、糖尿病健康教育的内容及要点

1. 医学营养治疗

（1）营养治疗总则　糖尿病患者都需要依据治疗目标接受个体化医学营养治疗，在熟悉糖尿病治疗的营养（医）师指导下完成更佳。控制总能量的摄入，合理均衡分配各种营养物质。

（2）营养治疗的目标　维持血糖正常水平；减少心血管疾病的危险因素，包括控制血脂异常和高血压；提供均衡营养的膳食；减轻胰岛 β 细胞负荷；维持合理体重：超重／肥胖患者减少体重的目标是在 3~6 个月体重减轻 5%~10%。消瘦患者应通过均衡的营养计划恢复并长期维持理想体重。

（3）合理安排餐次

①糖尿病患者一日至少三餐，使主食及蛋白质等较均匀地分布在三餐中，并定时定量，一般按 1/5、2/5、2/5 分配或 1/3、1/3、1/3 分配。

②注射胰岛素或口服降糖药易出现低血糖者，可在正餐中匀出小部分

主食作为两正餐之间的加餐。

③睡前加餐除主食外，可选用牛奶、鸡蛋、豆腐干等蛋白质食品，因蛋白质转化成葡萄糖的速度较慢，对预防夜间低血糖有利。

（4）科学选择水果

①水果中含碳水化合物为 6 ～ 20%。

②水果中主要含葡萄糖、果糖、蔗糖、淀粉、果胶等。

③当空腹血糖控制在 7.0mmol/L（126mg/dl）以下，餐后 2 小时血糖小于 10mmol/L（180mg/dl），糖化血红蛋白小于 7.5%，且血糖没有较大波动时，就可以选择水果，但需代替部分主食。食用最好在两餐之间，病情控制不满意者暂不食用，可吃少量生黄瓜和生西红柿。

④进食水果要减少主食的摄入量，少食 25g 的主食可换苹果、橘子、桃子 150g，梨 100g、西瓜 500g 等。葡萄干、桂圆、枣、板栗等含糖量较高，应少食用。

（5）饮食治疗的注意事项

①碳水化合物

红薯、土豆、山药、芋头、藕等根茎类蔬菜的淀粉含量很高，不能随意进食，需与粮食交换。严格限制白糖、红糖、蜂蜜、果酱、巧克力、各种糖果、含糖饮料、冰激凌以及各种甜点心的摄入。

②蛋白质

对于有肾功能损害者，蛋白质的摄入为每日每千克理想体重 0.6~0.8g/d，并以优质动物蛋白为主，限制主食、豆类及豆制品中植物蛋白。

③脂肪和胆固醇

糖尿病患者少吃煎炸食物，宜多采用清蒸、白灼、烩、炖、煮、凉拌等烹调方法。坚果类食物脂肪含量高，应少食用。每日胆固醇的摄入量应少于 300mg。

④膳食纤维

膳食纤维具有降低餐后血糖、降血脂、改善葡萄糖耐量的作用。糖尿病患者每日可摄入 20~30g。粗粮富含膳食纤维，故每日在饮食定量范围内，可适当进食。

⑤维生素、矿物质

糖尿病患者可多吃含糖量低的新鲜蔬菜，能生吃的尽量生吃，以保证维生素 C 等营养素的充分吸收。对于无高胆固醇血症的患者，可适量进食动物肝脏或蛋类，以保证维生素 A 的供应。

糖尿病患者应尽量从天然食品中补充钙、硒、铜、铁、锌、锰、镁等矿物质，以及维生素 B、维生素 E、维生素 C、β – 胡萝卜素等维生素。食盐的摄入每日应限制在 6g 以内。

⑥制订食谱时以糖尿病治疗原则为基础，各类食物灵活互换，但要切记同类食物之间可选择互换，非同类食物之间不得互换。部分蔬菜、水果可与主食（谷薯类）互换。

2. 运动

运动在糖尿病的管理中占有重要的地位。运动增加胰岛素敏感性，有助于血糖控制，不仅有利于减轻体重，还有利于炎症控制、疾病预防和心理健康等。

（1）指导原则

①运动治疗应在医师的指导下进行。

②运动频率和时间为每周至少 150 分钟，如一周运动 5 日，每次 30 分钟。研究发现即使进行少量的体力活动（如平均每天少至 10 分钟）也是有益的。因此，如果患者觉得达到所推荐的运动时间太困难，应该鼓励他们尽一切可能地进行适当的体力活动。

③运动项目要和患者的年龄、病情、社会、经济、文化背景及体质相适应。

④养成健康的生活习惯，将有益的体力活动融入日常生活中。

（2）运动强度

运动时保持脉率（次 / 分）= 170– 年龄，还可根据自身感觉来掌握，即周身发热、出汗，能说话不能唱歌但不是大汗淋漓或气喘吁吁。运动宜从低强度、小运动量开始，循序渐进，逐渐增加到设定的运动强度。

（3）运动频率与时间

①运动时间的选择　应从吃第一口饭算起，在饭后 1 ~ 2 小时开始运动，因为此时血糖较高，运动时不易发生低血糖。

②每次运动持续时间　为 30 ~ 60 分钟。包括运动前做准备活动的时间和运动后做恢复整理运动的时间。注意：在达到应有的运动强度后应坚持 20 ~ 30 分钟，这样才能起到降低血糖的作用。

③运动的频率　糖尿病患者每周至少应坚持 3 ~ 4 次中低强度的运动。

（4）推荐运动

患者根据自身情况，在医师的指导下参加有氧运动，如步行、慢跑、游泳、骑自行车、打球、跳舞等。

（5）运动中的注意事项

①运动的选择应简单、安全。运动的时间、强度相对固定，切忌运动量忽大忽小。

②在正式运动前应先做低强度热身运动5~10分钟。运动过程中注意心率变化及感觉，如轻微喘息、出汗等，以掌握运动强度。若出现乏力、头晕、心慌、胸闷、憋气、出虚汗，以及腿痛等不适，应立即停止运动，原地休息。若休息后仍不能缓解，应及时到附近医院就诊。运动时要注意饮一些白开水，以补充汗液的丢失和氧的消耗。

③注射胰岛素的患者，运动前最好将胰岛素注射在非运动区。因为肢体的活动使胰岛素吸收加快、作用加强，易发生低血糖。

④有条件者最好在运动前和运动后各测一次血糖，以掌握运动强度与血糖变化的规律，还应重视运动后的迟发低血糖。

⑤运动即将结束时，再做5~10分钟的恢复整理运动，并逐渐使心率降至运动前水平，而不要突然停止运动。

⑥运动后仔细检查双脚，发现红肿、青紫、水疱、血疱、感染等，应及时请专业人员协助处理。

⑦充分了解当日身体状况如睡眠、疲劳、疾病等，如身体不舒服可暂停运动。冬季注意保暖。

⑧血糖过低或高于15mmol/L时、合并各种急性感染、心功能不全、心律失常者、糖尿病足者、新近发现血栓者、血压收缩压大于180mmHg者、有脑供血不足者不要运动。运动时随身携带糖果等。

3. 戒烟

吸烟有害健康，尤其对有大血管病变高度危险的糖调节受损患者。应劝诫每一位吸烟的糖尿病患者停止吸烟，这是生活方式干预的重要内容之一。

可通过播放有关戒烟的宣传片、摆放有关资料、医务人员与患者一对一的咨询等方式指导患者戒烟。在随访中，对吸烟的患者，医务人员要根据患者的自身情况给予戒烟的建议，如用明显而强烈的言辞向患者讲明吸烟对糖尿病额外增加的危险性，告诉其戒烟的必要性，敦促其戒烟。与患者共同制定年度戒烟目标，在每次随访时评估戒烟的进展，制定下次随访的目标。

4. 情志疏导

需要糖尿病专科医师、护理人员和心理辅导治疗师一起定期开展专业讲座、定期开展专门的评估指导，针对性辅导患者积极克服存在的问题。主要如下：

（1）心理认知干预　由糖尿病专科医师与患者交谈，倾听患者所担心的心理问题，并耐心解答患者疑问，向患者介绍基本医学常识，使其正确地认识自己所患疾病。必要时由心理科医师共同参与，指导患者改善心理认知水平，以减轻其心理压力，消除其心理负担。

（2）心理情绪干预　由糖尿病专科医师讲解情绪与疾病的关系，如患者长期处于焦虑或抑郁状态，可致机体免疫功能下降，使病情加重；而积极心态则有利于疾病的控制和康复。通过与患者的及时交流帮助其树立乐观的生活态度，提高控制自身情绪的能力。

（3）心理行为干预　教患者学会如何进行心理情绪的放松方式，如深呼吸及肌肉放松的方法等，通过有目的的训练来缓解骨骼肌紧张及减轻焦虑情绪。

5. 降糖药物治疗过程中的健康教育

（1）口服降糖药物治疗注意事项

①请按医嘱剂量服用，切忌自行停药。

②服用方法：不同作用机制的降糖药物服用方法不同：如 α-葡萄糖苷酶抑制剂需在用餐前即刻整片吞服或与前几口食物一起咀嚼服用，磺脲类药物需于餐前服用等。

③每日请在相对固定的时间服药。

④服药期间要做好血糖监测和记录。

（2）胰岛素使用注意事项

①患病期间，不可以随意停止注射胰岛素，并做好个体化血糖监测。

②外出进餐时，最好把胰岛素带到就餐地点，在进餐前注射，以防等待就餐的时间过长，引起低血糖。

③外出旅游携带胰岛素应避免冷、热及反复震荡，不可将胰岛素托运，应随身携带。

④自我注射胰岛素的患者应根据胰岛素的起效时间按时进餐。

⑤注射部位选择应考虑运动，注射时避开运动所涉及的部位。

⑥胰岛素专用注射器及针头应一次性使用，注射装置与胰岛素剂型应相匹配，切忌混用。

⑦使用过的注射器和针头禁忌复帽，应弃在专门盛放尖锐物的容器中。容器放在儿童不易触及的地方。容器装满后，盖上瓶盖，密封后贴好标签，放到指定地点。

6. 血糖自我监测注意事项

（1）测试血糖时应轮换采血部位。

（2）为减轻疼痛程度，应在手指侧面采血，而不是在指尖或指腹采血，将采血针紧靠住手指侧面。

（3）血糖仪应定期使用标准液校正。

（4）试纸保存在干燥原装容器中，必须遵守生产商的使用说明书。

（5）采血针丢弃在指定的专用容器中，防止扎伤。

7. 血糖值的正确记录

监测后患者不仅要记录血糖值，同时要记录影响血糖值的相关内容，具体如下：

（1）测血糖的日期、时间。

（2）与进餐的关系，是餐前还是餐后。

（3）血糖测定的结果。

（4）血糖值与注射胰岛素或口服降糖药的时间、种类、剂量的关系。

（5）影响血糖的因素，如进食的食物种类、数量、运动量、生病情况等。

（6）低血糖症状出现的时间，与药物、进食或运动的关系、症状表现等。

第三节 中医适宜技术

一、根据中医体质辨证施膳食

1. 常见中医基本体质

气虚质、阴虚质、气郁质、瘀血质、痰湿质、湿热质。

2. 中医辨证施治

（1）基本证候及特征（八法分证）

①肾虚证　腰膝酸软，倦怠乏力，小便频数。

②气阴两虚证　能食与便溏并见，四肢乏力，口干或渴，舌质淡，苔薄。

③肝气郁结　性情易怒烦躁，或郁郁寡欢，女性月经不调。

④血分热郁　面红唇赤，舌红。

⑤肺胃燥热　多食易饥，口渴喜饮；可兼有阳明腑实：大便干燥或秘结难行，脉滑实。

⑥心神失养　心烦，多梦，睡眠不安。

⑦湿热内蕴　口干不欲多饮，或纳食不多，小便黄，苔黄腻。

⑧血脉瘀阻　舌暗，舌底脉络粗大曲张，或伴肢体麻木、疼痛感觉异常。

（2）治疗方案（八法分治）

①补肾法　狗脊 10g，川续断 10g，女贞子 30g，墨旱莲 30g。

②益气养阴法　黄芪 15g，生地 15g，地骨皮 15g。

③疏肝理气法　柴胡 10g，白芍 15g，薄荷 10g，郁金 10g。

④清营凉血法　牡丹皮 15g，麦冬 15g，玄参 10g，赤芍 15g。

⑤清热润燥法　石膏 30g，知母 10g，葛根 30g，连翘 15g。

如腑实便结　大黄 5g（后下），枳实 10g，火麻仁 15g。

⑥调养心神法　首乌藤 30g，远志 10g，酸枣仁 15g。

⑦清热化湿法　苍术 10g，黄柏 10g，薏苡仁 30g，车前草 30g，茵陈 15g。

如兼有湿盛困脾：茯苓 12g，炒白术 10g，法半夏 10g，神曲 15g。

兼见腹胀加莱菔子 10g，枳壳 10g，厚朴 10g；胸闷加瓜蒌皮 15g，薤白 10g。

⑧活血化瘀法　丹参 15g，三棱 10g，莪术 10g，泽兰 15g。

上述处方药物可以煎煮成汤剂，每日 200ml；或采用我院中药的免煎颗粒按处方配伍使用。每日分早、晚餐前 20 分钟各 1 次，以温水送服。

（3）推荐的降血糖食疗

①淮芪玉竹煲猪横脷　猪横脷 1 条，黄芪 10g，淮山药 10g，玉竹 5g。水炖食，肉熟烂后即可。饮汤，两餐之间前后 2 小时服。每周两次，一月为一个疗程，一般服用 1～3 个疗程，此汤具有益气健脾，养阴润燥

的功效，适用于疲倦、乏力、口干者饮用。

②滋萃饮　黄芪15g，生地黄30g，山药30g，山萸萸10g，猪横脷1条。水煎滤药除渣，吃猪横脷饮汤，两餐之间前后2小时服，每周两次，1个月为1个疗程，一般服用1~3个疗程，此汤具有益气摄精的功效，适用于疲倦、乏力、口干者饮用。

③横脷薏苡仁祛湿汤　薏苡仁10g，芡实10g，玉米须3g，猪横脷1条。材料入炖盅炖1小时，吃猪横脷饮汤，两餐之间前后2小时服，每周两次，1个月为1个疗程，一般服用1~3疗程，此汤具有解热祛湿的功效，适用于口干、口苦、苔黄腻者饮用。

④丹参出七炖猪瘦肉　丹参5g，出七3g，猪瘦肉100g。材料入炖盅炖1小时，吃瘦肉饮汤，两餐之间前后2小时服，每周两次，1个月为1个疗程，一般服用1~3个疗程，此汤具有活血凉血、化瘀止痛的功效，适用于肢体麻木疼痛、舌暗者饮用。

二、推荐的运动导引方法

八段锦

三、中医特色治疗

1. 中药保留灌肠

（1）作用原理　健脾补肾，祛瘀化浊。

（2）方法　灌肠前让患者排空大便，取温阳结肠洗液30ml，加入0.9%生理盐水100ml，嘱患者侧卧位，臀部垫高，选16~18号导尿管，用石蜡油润滑导尿管前端，轻轻地插入肛门25~30cm，缓慢地注完药液，嘱患者卧床休息2小时，每日灌肠1次。

（3）适应证　治疗糖尿病肾病，尤其适用于用于糖尿病肾病氮质血症期及早期尿毒症。

（4）注意事项

①药液温度应保持在38~40℃，过低可使肠蠕动加强，腹痛加剧，过高则引起肠黏膜烫伤或肠管扩张，产生强烈便意，致使药液在肠道内停

留时间短、吸收少、效果差。

②药液一次不应超过 200ml。

③速度不能太快，否则影响在肠道内保留的时间。

④严重内痔、肛管黏膜炎症、水肿及有活动性出血的患者；肛门、结肠、直肠手术后患者；肠穿孔、肠坏死、腹膜炎、急性肠炎患者；未控制的严重高血压、心力衰竭、严重肝腹水的患者；孕妇；人工肛患者；其他不适于结肠透析体位及要求的患者忌用。

2. 中药沐足

（1）作用原理　化瘀通脉，舒筋活络，改善下肢血液循环。

（2）方法　辣椒 30g，花椒 30g，制乳香 30g，制没药 30g，红花 30g，忍冬藤 50g，冰片 10g。上述药物，冰片除外，加水 2500ml 左右，先用武火，待沸腾后用文火，煎煮约 40 分钟，煎至 1500ml 左右，滤去药渣，加入冰片，加入清水至 3000ml 左右，每日 1～2 次。

（3）适应证　糖尿病周围神经病变及其他下肢血管闭塞症。

（4）注意事项

①夏天水温在 38～41℃，冬天水温在 40～43℃。

②中药沐足 20～30 分钟为宜，忌时间过长。

③凡烧伤、烫伤、脓疱疮、糖尿病足、皮肤病者不宜浴足。

④饭后不宜浴足，以免影响消化。

3. 厚朴 / 吴茱萸热奄包治疗

（1）作用原理　温阳行气，通腹止痛。

（2）方法　厚朴 / 吴茱萸 250g + 粗盐 100g 炒热或微波炉加热至 37℃后装入双层布袋中，敷于患者局部或特定穴位上，并来回或回旋运转。

（3）适应证　糖尿病胃轻瘫及降糖药物所致胃肠道反应等。

（4）注意事项

①温度不宜过高，40~70℃为宜。

②外敷时间勿过长，20~30 分钟为宜。留药时间结束，揭开被子，祛除药包，擦干局部。

③注意患者的保暖。

④疼痛部位皮肤有破溃、意识障碍、生活不能自理、不能配合者忌用。

4. 甲氧氯普胺（胃复安）足三里穴位注射

（1）作用原理　促进胃肠蠕动。

（2）方法　患者取舒适体位，取用经过严密消毒的所需的注射器和针头，抽好胃复安原液，在双侧足三里消毒，持注射器对准穴位，快速刺入皮下，然后缓慢地进针，"得气"后回抽无血，即可将药液注入。

（3）适应证　糖尿病胃轻瘫者。

（4）注意事项

①严格遵守无菌操作规则，防止感染，最好每注射一个穴位换一个针头。

②穴位所在部位表皮有破损则不宜穴位注射，以免引起深部感染。

③注射器通过皮下后，针尖应保持一定方向，慢慢地深入，当患者有酸胀等感应时，可将针芯回抽一下，看看有无回血，如有回血，就要把针头退出一些，或再刺深一些，或略改变一下针头的角度，待无回血后，方可注入药液。

四、中药丹参离子导入

（1）作用原理　活血祛瘀通络，改善眼底微循环。

（2）方法　以丹参针经离子导入治疗仪熏洗眼部，一日 1 ~ 2 次。

（3）适应证　糖尿病视网膜病变。

（4）注意事项

①检查仪器输出调节旋钮是否在"0"位，正确安置正、负电极。

②通电量大小以患者有麻刺感而又可以忍受为度，治疗 20~30 分钟。

③在治疗中，不得改变电极板上的极性。如必须变换时，先将输出强度旋钮退回至"0"位，然后变换极性，再重新调节治疗量。

五、中医辨证针灸治疗糖尿病肥胖患者

（1）作用原理　通过经络及穴位刺激改善糖、脂肪代谢。

（2）方法　辨病结合辨证选用穴位，进行针刺治疗。

（3）适应证　糖尿病肥胖患者。

（4）注意事项

①过度劳累、饥饿、精神紧张的患者，不宜立即针刺。年老体弱者针刺应尽量采取卧位，取穴宜少，手法宜轻。

②有出血性疾病的患者，或常有自发性出血，损伤后不易止血者，不宜针刺。皮肤有感染、溃疡、瘢痕处，不宜针刺。

③人体某些部位如眼区、项部、胸背部、胁肋部的穴位，应掌握好针刺角度、方向和深度。

④针灸后避免吹凉风，不能吃辛辣刺激食物以及牛肉、羊肉这类发性食物。

第十二章

慢性肾脏病患者的慢病管理

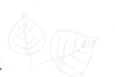

第一节　慢性肾脏病患者慢病管理基本流程

慢性肾脏病（CKD）是指肾脏功能受到损害的一种状态，并且可能持续进展，如控制不好，最终将导致终末期肾病（尿毒症），此时需要透析或肾移植来维持生命。在我国常见的病因包括慢性肾小球肾炎、高血压性肾病、糖尿病肾病等。

慢性肾脏病是典型的慢性疾病，是一种生活方式疾病。生活方式因素是慢性肾脏病的重要起因，也是慢性肾脏病进展的重要原因。因此，慢性肾脏病的有效防治同样不是简单地用药物来治疗，而是重在培养患者的自我管理能力，从改变生活方式入手。

慢性肾脏病慢性病管理的意义在于：通过多维方式教育指导慢性肾脏病患者的疾病药物常识、营养管理技巧、中医养生方法、中医药膳搭配、心理情绪调整等方面的知识，引导患者学会自我管理疾病。提供一个医患亲密沟通的平台，使医护人员与患者能够以聊天的方式一起防治慢性肾脏病，促进疾病的康复。建立慢性肾脏病的系统追踪、随访制度，使医护人员能更系统、完整地掌控门诊患者的病情变化情况。能为临床各项科研，如临床路径、诊疗方案、药物临床研究的顺利完成，以及出院患者的定期随访提供保障。

现将具体管理流程介绍如下。

一、拟定纳入排除标准

1. 纳入标准
符合慢性肾脏病的诊断。

2. 排除标准
（1）合并内科其他疾病且病情不稳定，需要门诊、急诊或住院干预者。

（2）理解能力障碍或合并精神疾患不能配合健康教育者。

（3）不同意进行慢性病管理者。

二、分层管理标准

1. 第一类：CKD1~2 期，尿蛋白 3+ 或 4+，复诊周期为 4 周，24 周为一个循环。

2. 第二类：CKD1~2 期，尿蛋白 1+ 或 2+，复诊周期为 12 周，24 周为一个循环。

3. 第三类：CKD3~4 期，复诊周期为 12 周，24 周为一个循环。

4. 第四类：CKD5 期，复诊周期为 8 周，24 周为一个循环。

三、循环内管理流程

慢性肾脏病慢性管理基本流程，如图 12-1-1 所示。

此流程图适用于所有符合慢性肾脏病慢病管理纳入标准的患者，本流程图的目的是规范指导医护人员对慢性肾脏病患者进行随访，以实现对慢性肾脏病的全程管理。

1. 首诊
通过医师初步评估，将符合管理纳入标准的患者介绍至主管护士处，护士针对慢病管理的意义、实施流程以及纳入慢病管理后的义务与权利进行深入的解释。若不同意则发放相关健康教育课程表，待其回家进一步考虑，并定期与其沟通，争取患者参加管理；若同意则签署知情同意书、完善基本信息、发放健康宣教资料及慢病管理方案进度表，并填写疾病知识表对其进行认知程度评估，以便后续拟订个性化宣教方案。

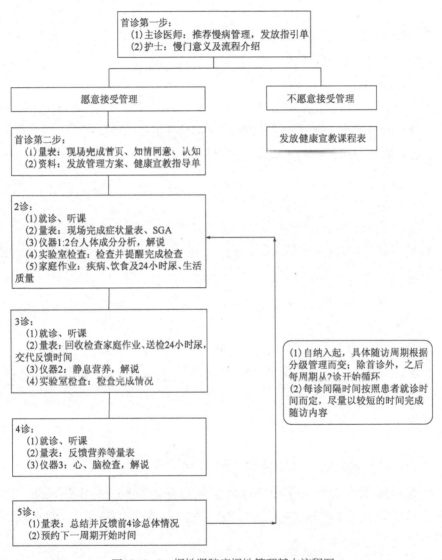

首诊第一步：
(1)主诊医师：推荐慢病管理，发放指引单
(2)护士：慢门意义及流程介绍

愿意接受管理　　　　　不愿意接受管理

发放健康宣教课程表

首诊第二步：
(1)量表：现场完成首页、知情同意、认知
(2)资料：发放管理方案、健康宣教指导单

2诊：
(1)就诊、听课
(2)量表：现场完成症状量表、SGA
(3)仪器1:2台人体成分分析，解说
(4)实验室检查：检查并提醒完成检查
(5)家庭作业：疾病、饮食及24小时尿、生活质量

3诊：
(1)就诊、听课
(2)量表：回收检查家庭作业、送检24小时尿，交代反馈时间
(3)仪器2：静息营养，解说
(4)实验室检查：检查完成情况

(1)自纳入起，具体随访周期根据分级管理而变；除首诊外，之后每周期从2诊开始循环
(2)每诊间隔时间按照患者就诊时间而定，尽量以较短的时间完成随访内容

4诊：
(1)就诊、听课
(2)量表：反馈营养等量表
(3)仪器3：心、脑检查，解说

5诊：
(1)量表：总结并反馈前4诊总体情况
(2)预约下一周期开始时间

图12-1-1　慢性肾脏病慢性管理基本流程图

2.第2诊～第5诊

根据流程图内容，逐步结合各量表及辅助仪器检测项目进行饮食、运动、心理等全方位评估并给予相应的指导；提醒患者完善各项实验室检查；

完成第一轮基础课程的学习；发放家庭作业，及时测评患者参与管理的进度及质量并做出反馈，按分级周期如期完成所有项目。

3. 进入下一管理循环

完成首诊循环后，根据管理后的效果评价情况，由第二诊开始进入下一轮的教育随访计划方案。

总的来说，我们是在五个"E"的原则下——即鼓励（encouragement）、教育（education）、锻炼（exercise）、工作（employment）、评估（evaluation），帮助患者。①解决与医疗相关的各种问题，教会基本问题解决技巧；②做出决定，如评价每日的运动量、饮食量足够还是过量等；③资源利用，教患者寻找和利用身边的医疗资源；④形成医务人员和患者的伙伴合作关系；⑤针对患者的困难制订短期的计划并付诸行动。

四、循环转组标准

当跟踪随访发现以下情况出现时，管理者需进行审批判断是否需要转组运行。

（1）当 eGFR 值 <60（即已不在 CKD1~2 期）时，eGFR 值一旦发生变化，需重新计算 CKD 分期，参考分组标准判断是否需要转组，如需要则及时调整就诊时点。

（2）当 eGFR 值仍 ≥ 60（即仍在 CKD1~2 期），则以尿蛋白值作为关注点，一旦发生变化时，参考分组标准判断是否需要转组，如需要请及时调整就诊时点。

五、结案标准

（1）当发现患者有 3 个随访点未就诊，由随访人员致电确认情况，如患者不再就诊，符合结案条件者，保留原先记录，不再增加记录，不再随访。

（2）当随访者电话或其他随访方式发现患者已经死亡、透析或肾移植，也判断为结案，保留原先记录，不再增加记录，不再随访。

六、重新纳入

结案后的患者，如有要求重新参加慢病管理时，按照新患者流程重新管理。

第二节　慢性肾脏病患者健康教育要点

一、健康教育原则

1. 教育方向明确化

想要做好慢性肾脏病患者的健康教育，避免填鸭式教育，首先我们要深入患者层，通过量表、问卷、访谈等形式从客观与主观两个侧面调查患者知识层次，充分了解患者的需求与知识结构薄弱环节，摸索出患者群的规律，才能明确教育方向。

2. 教育方案标准化

目前社会上存在一些慢性肾脏病健康教育活动，但缺乏比较规范的管理。加上宣教者自身素质良莠不齐，有些知识的讲解不够清晰、准确，甚至误导了群众和慢性肾脏病患者，因而带来负面效果。因此，需拟订标准化教育方案，将慢性肾脏病的健康教育活动规范化、标准化。以饮食和运动为例，我们都做成了规范的教育方案。

3. 教育内容全面化

教育内容应覆盖饮食、运动、用药、护理、心理调适等要素全方位的知识，并且将知识分层，抓住重点。

（1）第一层　必须讲授的内容。肾脏生理功能简介；肾脏常见疾病的临床症状与体征；早期发现慢性肾脏病：高风险人群、危险因素、筛查方法；尿液检查的小常识：留取尿液标本的正确方法、怎样读懂尿检报告；慢性肾脏病常规检测指标及监测频率；慢性肾脏病常用药物的作用简介及正确服用方法；认识常见的肾毒性药物种类与危害；慢性肾脏病的饮食宜忌：营养管理与配餐技巧；慢性肾脏病患者的起居与运动；慢性肾脏病患者的心理调护。

（2）第二层　推荐讲授的内容。慢性肾脏病患者的体质特点；延缓慢性肾脏病进展的措施；慢性肾脏病常用中药的煎煮方法以及配伍减毒等安全性问题；慢性肾脏病的中医特色疗法（如穴位疗法、中药沐足、中药灌肠等）及功效；适合慢性肾脏病患者的中国传统运动（如八段锦、太极拳等）；慢性肾脏病常见并发症及紧急处理；肾脏替代治疗常识及方式的选择；透析的常规护理、常见并发症及处理；慢性肾脏病中医食疗方法；慢性肾脏病患者四季养生方法。

4. 教育形式多样化

（1）基础课程以诊间小课为主。诊间小课教育是指慢性肾脏病患教人员针对新纳入患者或需巩固知识的老患者利用等待就诊的时间进行基础知识的扫盲式教育。每次课程时间 30 ~ 45 分钟左右，每周循环授课。其优点是：不需要患者额外花时间前来听课，依从性高，患者可反复听课。

（2）强化课程以大课教育为主。大课教育是指针对已纳入慢病管理完成了慢性肾脏病基础知识教育的患者群，开展深层次理论原理和实践操作培训。大课教育通常邀请慢性肾脏病专家或内行患者出讲，每次课程 45 分钟左右，课后 15 分钟为专家答疑时间。其优点是：专家号召力强，同一时间内可以教育多个患者，教育成本低，节省时间，影响力大，答疑时间将问题分享化；内行患者可以很好地起到联动作用，使其他患者更容易接受及跟从。

（3）难点攻克以个体教育为主。针对个别难管理、病情变化等急、危、难的特殊患者进行一对一的面对面教育。通常由慢病管理专职人员负责，时间因实际情况而定，通常要求携带家属或照顾者一同讲解。虽然这种教育方法耗费时间较多，但能根据患者的需要，制订个性化家庭教育方案，针对这类特殊病历比较有效。

5. 教育媒介时代化

我们使用的教育媒介应坚持与时俱进，不拘一格的原则，从纸质版资料、实物模型、QQ、飞信、APP、微信　，始终保持时代性，才能适应患者群需求。

二、营养健康教育要点举例

1. 低蛋白质饮食

（1）透析前慢性肾脏病（非糖尿病肾病）患者　CKD1、CKD2 期患者原则上宜减少饮食蛋白，推荐蛋白入量不超过 0.8g/（kg•d）；从 GFR 中度下降 [<60ml/（min•1.73m^2）] 起即应开始低蛋白饮食治疗，推荐蛋白入量 0.6g/（kg•d），并可补充复方 α-酮酸制剂 0.12g/（kg•d）；若 GFR 已重度下降 [<25ml/（min•1.73m^2）]，且患者对更严格蛋白限制能够耐受，则蛋白入量还可减至 0.4g/（kg•d）左右，并补充复方 α-酮酸制剂 0.20g/（kg•d），由于复方 α-酮酸制剂含钙，因此服用药量较大，尤其是与活性维生素 D 同服时，要检测血钙，预防高钙血症的发生。在低蛋白饮食中，约 50% 的蛋白应为高生物价蛋白。

（2）透析前糖尿病肾病患者　从显性蛋白尿起即应减少饮食蛋白，推荐蛋白入量不超过 0.8g/（kg•d）；从 GFR 下降起，即应实施低蛋白饮食，推荐蛋白摄入量 0.6g/（kg•d），并可同时补充复方 α-酮酸制剂 0.12g/（kg•d）。在低蛋白饮食中，约 50% 的蛋白应为高生物价蛋白。

（3）腹膜透析的患者　推荐蛋白入量为 1.2~1.3g/（kg•d），约 50% 的蛋白应为高生物价蛋白。

2. 高热量饮食

摄入足量的糖类和脂肪，以供给人体足够的热量，这样就能减少蛋白质为提供热量而分解，故高热量饮食可使低蛋白质饮食的氮得到充分利用，减少体内蛋白库的消耗。为了能摄入足够的热量，可多食用植物油和糖，因植物油中含不饱和脂肪酸，可预防肾功能恶化。肥胖的 2 型糖尿病患者需要适当限制热量，直到达到标准体重。由于患者蛋白入量及脂肪入量均被控制，所缺的热量往往只能从糖类中摄取，必要时应注射胰岛素保证糖类的利用。

3. 控制盐的摄入

一般每日摄取食盐量为 2~3g，有严重水肿、高血压、心力衰竭等情况应严格忌盐，每日在 1g 以下。

4. 低磷饮食

慢性肾衰竭患者因肾小球滤过率下降，磷元素排泄减少，同时肠道对钙的吸收下降，使机体处于高磷低钙状态，若长期服用含磷高的饮食势必会加重钙、磷比例失调，对肾会有更大的损伤，故应控制高磷食品的摄入。含磷高的食品有水产品、动物内脏、花生、蛋黄、核桃、茶叶和一些干果类等。

5. 特殊食物举例

（1）高钾食物　菌类、海带、紫菜、香蕉、菠菜、土豆、青瓜、红萝卜、小米等。

（2）低钾食物　稻米、冬瓜、茄子、西瓜、苹果、葡萄、鸭梨等。

（3）高钠食物　食盐、酱油、咸菜、咸肉、皮蛋、黄豆、豆腐、通心菜等。

（4）低钠食物　肉类、土豆、芋艿、苋菜、韭菜、茭白、丝瓜、马蹄、慈菇等。

（5）高磷食物　小米、绿豆、内脏、蛋黄、蘑菇、海带、紫菜、花生等。

（6）低磷食物　鸡蛋清、鹅肉、萝卜、白薯、芋艿、粉丝、凉粉、土豆、各种蔬菜、瓜果等。

（7）高钙食物　乳类、苋菜、海带、紫菜、芝麻酱、虾皮等。

6. 控制食用盐用量方法

（1）使用有标量的小勺（如3g盐勺），控制每次烹调时盐的用量。

（2）菜起锅时才撒盐花在上面，减少盐的用量。

（3）不食用各种盐腌制的食物，如香肠、泡菜、方便面等。

7. 控制水分摄入的技巧

出现水肿的慢性肾脏病非透析患者以及已经进入透析的患者控制饮水是很有必要的，但是执行也会有一定的困难，这些小技巧可能有所帮助。

（1）水分摄取量 = 500ml+ 前一天的小便量。

（2）如口渴，可含冰块止渴。

（3）用有刻度的杯子或容器装水，这样可以更有意识地控制饮水量。

（4）可以咀嚼薄荷叶止渴。

第三节　中医适宜技术

一、根据不同分期给予中医药膳

1. 慢性肾脏病 1~2 期药膳举例

（1）车前草蜜枣煲猪小肚　车前草10g，赤小豆10g，蜜枣半粒，猪小肚100g，煲汤，用于湿热壅盛者。

（2）大枣生姜汤　大枣10枚，生姜20g，煎水饮，用于脾阳虚者。

（3）肉桂粥　肉桂粉 2g，米 50g，煮粥，用于肾阳虚者。

（4）四物鸡　当归 10g，川芎、熟地各 15g，白芍 12g 取汁，鸡 100g，焖熟食，适用于贫血者。

2.慢性肾脏病 3~5 期药膳举例

（1）茵陈橘皮饮　茵陈 30g，橘皮 10g，水煎服，可用于湿热蕴结者。

（2）参元炒鸡片　人参 5g、龙眼肉 10 个（浸软），鸡胸肉 100g，适合气血虚弱者。

3.透析患者药膳举例

（1）党参薏苡仁山药粥　党参 10g，薏苡仁 30g，鲜山药 100g，大米 50g，用于脾肾气虚型。

（2）桂附泥鳅生姜粥　肉桂 5g，制附子 5g，生姜 5 片，大米 50g，泥鳅 100g，用于脾肾阳虚者。

（3）党参淮山萸萸炒肉片　党参 5g，淮山药 10g，山萸肉 5g，瘦肉 75g，用于气阴两虚者。

（4）冬瓜赤小豆鲤鱼汤　冬瓜 200g，赤小豆 50g，鲤鱼 250g，功能健脾利水消肿，用于脾虚水肿者。

（5）龙眼肉 5g，莲子肉 10g，连衣花生米 15g，粳米 50g 共煮粥，适用于贫血者。

二、推荐的运动导引方法

八段锦

三、中医特色治疗

1.中药保留灌肠

（1）组成　大黄、牡蛎、蒲公英。

（2）操作方法　灌肠前让患者排空大便，取结肠洗液 30ml，加入 0.9% 生理盐水 100ml，嘱患者侧卧位，臀部垫高，选 16~18 号导尿管，用石蜡油润滑导尿管前端，轻轻地插入肛门 25~30cm，缓慢注完药液，嘱患者卧床休息 2 小时，每日灌肠 1 次。

（3）功效　泻下浊毒。

（4）适应证　慢性肾衰竭有恶心、呕吐、大便不畅等症状的患者。

2. 中药沐足

（1）组成　桂枝（舒经活络）、毛冬青、红花等。

（2）操作方法　药液沐足20分钟后，按揉涌泉穴。

（3）功效　补肾通阳，温经活血。

（4）适应证　肾衰竭患者，可改善肾性水肿之下肢水肿，沐足同时可按摩涌泉穴。

3. 甘遂末穴位贴敷治疗

（1）组成　中药脐疗系列方（甘遂末等）

（2）操作方法　脐部敷贴，每次8～12小时，每日1次。

（3）功效　温肾固本，调畅气机。

（4）适应证　阴水、阳水证患者，尤以急性期、急性发作期为宜。

4. 荞麦包外敷治疗

（1）组成　坎离砂、荞麦皮。

（2）操作方法　将坎离砂先拆开待其发热，可用手摩擦助其发热，调节外敷荞麦包的松紧度，使外敷部位松紧度约一横指，询问患者感受，时间为12小时。

（3）功效　舒筋活血，消肿利水。

（4）适应证　肾性水肿的患者。

5. 其他适宜中医疗法

药熨法，耳穴贴压，艾灸，低频脉冲疗法，中药封包治疗。

第十三章

中风患者的慢病管理

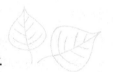

　　中风慢病管理是由多专业团队（医师、护士、营养师、内行患者、心理指导师等）、多学科合作（神经病学、康复医学、心理学、营养学、影像学等）为患者提供专业性的治疗，通过责任制照护，使患者掌握自我管理疾病的知识及技巧，促进和提高患者的自我管理能力和效能，减少复发，提高患者的生活自理能力，促进患者重返社会。研究表明，慢病管理有利于提高患者的依从性，是中风二级预防的重要手段。

第一节　中风患者慢病管理基本流程

　　中风给患者带来各种各样的症状和问题，自我管理的目标就是让患者及其家属具备应对和解决这些症状和问题的能力，主要包括控制疾病症状，遵守治疗程序，调整社会角色适应，积极改变生活行为方式等。中风慢病管理的主要流程如图 13-1-1 所示。

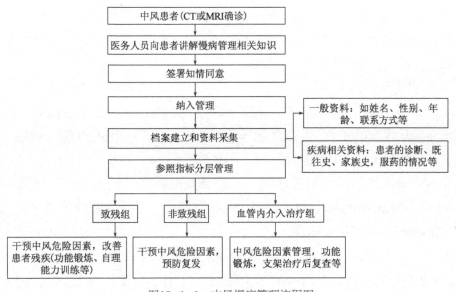

图13-1-1　中风慢病管理流程图

一、在患者充分知情和自愿基础上纳入慢病管理

中风慢病管理的主要对象是经 CT 或 MRI 确诊的患者。医务人员向患者或家属讲解慢病管理的目的，在慢病管理过程中患者可能享受到的益处以及需要尽的义务，对自愿参与的慢病管理患者签署知情同意书纳入管理。

二、中风患者档案建立和资料采集

1.患者资料采集中应遵循的原则　客观、真实、准确。在慢病管理的过程中还特别强调患者的知情同意、保密原则和及时更新。

（1）知情同意　由于慢性病管理的目的主要是促进患者自我管理能力的提高，因此患者的主动参与是达到管理目的的前提。首先，知情同意的目的是为了促进医患双方相关义务的履行和权利的保证；其次是为了引起患者对慢性病管理的充分了解和促进患者的主动参与。另外，知情同意也是后期数据处理、论文发表、课题申报的必要条件。

（2）保密原则　在慢性病管理中，不仅涉及疾病相关信息，还涉及患者及家属的联系方式、身份识别、社会角色和关系等各方面的信息，一定要注意资料的存放安全和患者信息的保密。

（3）及时更新　慢病管理的理念是持续跟进，终身管理。因此，要动态做好患者的评估、资料采集和及时更新，且要尽可能地使所采集的资料客观、准确，为患者管理提供依据。

2. 相关资料的来源　在慢病管理中，患者资料来源主要包括以下几个方面：患者、家人、其他医护人员、相关检验检查、既往病历资料等。由于患者是慢病管理的主体，所以在慢病管理的过程中，一定要重视患者的主诉，倾听患者所反映和关心的问题。由于中风患者多为中老年人，可能存在残障、认知障碍等，同时慢病管理也离不开家属及照顾者的积极参与，所以家属及照顾者所提供的信息就特别重要，是制订管理计划的重要依据之一。

3. 资料采集的主要内容

（1）一般资料：姓名、性别、出生年月日、受教育程度、职业、联系方式（手机、家庭固定电话、常住地详细地址、电子邮箱）、家庭人均月收入、医疗费用支付方式、出院后去向等。

（2）疾病相关资料：患者的诊断、既往史、家族史，服药的情况，服药的种类和剂量，特殊治疗和干预，相关检查、评价资料等。

三、患者的分层管理

慢性病分层管理就是按照管理对象的某些容易识别且重要的特征进行分层，根据分层制订有针对性的管理计划、管理措施和管理目标，并进行随访评价。

中风患者参照指标分三层进行管理，分别为非致残组［改良 Rankin 量表（mRS）评分为 0~2 分的患者］、致残组（mRS 评分为 3~5 分的患者）和血管内介入治疗组。非致残组管理的重点在于加强对中风危险因素的干预，预防中风复发；致残组管理的重点在加强对中风危险因素的干预，预防中风复发；改善患者的残疾，降低致残程度。对这类患者要加强康复功能锻炼、指导日常生活自理能力训练，促进患者最大限度地回归社会。血管内介入治疗组管理的内容除包括中风危险因素的管理、合并致残患者的功能锻炼外，还包括支架治疗后的定期复查、再狭窄的观察、支架术后的服药等特殊事项。

实施对中风患者分层管理是提高慢病管理效率和节约慢病管理人力资

源成本的有效手段。由于对每一个患者进行强化管理不太现实，因此，通过分层管理，有利于使疾病相关指标得到控制，预防和减少并发症，使资源得到优化，提高疾病管理的成本－效益比。

四、管理方案

1. 患者自我管理

中风先兆和症状的识别，药物不良反应的观察，临床特异值等的监测，居家功能锻炼，写自我管理日记等。患者的自我管理是慢病管理的核心。

2. 医护人员的指导和监督

制定患者自我管理指引，组织自我管理课程，和患者一起制订和督促患者自我管理阶段计划，个案管理等。

3. 同伴教育及互助小组

病友之间的相互沟通、帮助，如"脑友会"和中风互助平台等。

第二节 中风患者健康教育要点

中风患者健康教育的内容主要包括中风相关危险因素的控制、生活方式的改变、康复功能锻炼和自我照顾能力的锻炼、居家环境的改造等。

一、中风高危因素的管理

1. 不可控制高危因素

（1）年龄 与脑卒中的发病密切相关，在55岁以后，年龄每增加10岁，卒中的风险都会倍增。

（2）性别 男性卒中发病率高于女性。

（3）遗传因素 卒中有遗传倾向，家族性卒中的发病率高。

（4）季节和气候 气候变化与脑卒中的发生相关，特别出现剧烈的气候变化时，如夏季和冬季，容易诱发脑卒中。

2. 可控制高危因素及管理

（1）高血压　中风发病率、死亡率的上升与血压升高有着十分密切的关系。在控制了其他危险因素后，收缩压每升高 10mmHg，脑卒中发病的相对危险增加 49%，舒张压每增加 5mmHg，脑卒中发病的相对危险增加 46%。

管理指导：首次病发后的患者，不论既往有无高血压史，均需密切监测血压水平。中风急性期后，在参考高龄、基础血压、平时用药、可耐受性的情况下，降压目标一般应该达到 ≤ 140 ／ 90mmHg 以减少中风的发生。有糖尿病的高血压患者，血压还应该控制得更低一些，小于 130/80mmHg。

（2）糖尿病　糖尿病是卒中的独立危险因素，2 型糖尿病患者发生卒中的危险性增加 2 倍。脑血管病的病情轻重和预后与糖尿病患者的血糖水平及病情控制程度有关。

管理指导：糖尿病血糖控制的靶目标为糖化血红蛋白 HbA1c<6.5%，但需注意对于高危 2 型糖尿病患者血糖过低可能带来危害。糖尿病合并高血压患者应严格控制血压在 130/80mmHg 以下，降压药选择以血管紧张素转换酶抑制药、血管紧张素 Ⅱ 受体拮抗剂类为主，研究表明该类药物在降低心脑血管事件方面获益明显。

（3）心脏病　有心脏病的人发生脑卒中的危险要比无心脏病者高 2 倍以上。非瓣膜病性心房颤动的患者每年发生脑卒中的危险性为 3% ~5%，大约占血栓栓塞性卒中的 50%。

管理指导：对于心房颤动的缺血性脑卒中和短暂性脑缺血发作（TIA）患者，可使用适当剂量的华法林口服抗凝治疗，以预防再发的血栓栓塞事件。华法林的目标剂量是维持 INR 在 2.0~3.0。对于不能接受抗凝治疗的患者，应使用抗血小板治疗。

（4）血脂异常　大量研究证实血脂异常和脑血管病有密切关系，应用他汀类药物预防性治疗可使发生卒中的危险度减少 19%~31%。

管理指导：胆固醇水平升高的缺血性脑卒中和 TIA 患者，应该进行生活方式的干预及药物治疗。使用他汀类药物，目标是使 LDL-C 水平降至 2.59mmol ／ L 以下或使 LDL-C 下降幅度达到 30% ~40%。对于伴有多种危险因素(冠心病、糖尿病、未戒断的吸烟、代谢综合征等)的缺血性脑卒中和 TIA 患者，如果 LDL-C>2.07mmol／L，应将 LDL-C 降至 2.07mmol／L 以下或使 LDL-C 下降幅度 >40％。

（5）吸烟　经常吸烟是一个公认的缺血性脑卒中的危险因素。其对机体产生的病理生理作用是多方面的，主要影响全身血管和血液系统，如加速动脉硬化、升高纤维蛋白原水平、促使血小板聚集、降低高密度脂蛋白水平等。长期被动吸烟也可增加脑卒中的发病危险。

管理指导：卒中或 TIA 患者，如有吸烟史，医护人员应当建议其戒烟，避免环境性（被动）吸烟，戒烟指导、尼古丁产品和口服戒烟药有助于吸烟者戒烟。可采用 5A 法帮助吸烟者戒烟：第一步：询问（ask）：询问并记录患者吸烟情况；第二步：建议：积极劝说所有吸烟者戒烟；第三步：评估：评估每一位吸烟者的戒烟动机与意愿；第四步：帮助：提供戒烟帮助；第五步：安排随访，通过随访鼓励戒烟，防止复吸。

（6）饮酒　慢性酒精中毒及重度饮酒是各种卒中亚型的危险因素。

管理指导：缺血性卒中或 TIA 患者，如为重度饮酒者（≥ 5 个标准饮酒量／日），应当停止或减少酒精摄入。轻至中度的酒精摄入（男性每日不超过 2 个标准饮酒量，非妊娠女性每日不超过 1 个标准饮酒量）可能是合理的；孕妇应忌酒。

［注：一个标准饮酒量相当于 10g 酒精。酒精含量＝酒的浓度 × 饮酒量。例如，您喝了 52° 的白酒 200ml，酒精含量为 52%（即 52g/100ml）×200ml=104g，即饮酒量过多。］

二、常见症状的管理

脑卒中患者临床表现以猝然昏扑、不省人事或突然发生口眼㖞斜、半身不遂、舌强言謇、智力障碍为主要特征。患者处于急性期时，往往需要住院治疗，进入慢病管理的患者多数处于恢复期或后遗症期，常见的症状有偏瘫、吞咽障碍、言语障碍、卒中后抑郁等，以下主要针对慢病管理中患者常见症状的管理展开。

1.偏瘫

又称为半身不遂，是指一侧上下肢、面肌和舌肌下部的运动障碍，它是脑卒中后最常见后遗症。轻者活动受限，严重者常卧床不起，丧失生活能力。

管理指导如下。

（1）体位变换

每 2~3 小时为患者翻身一次，将瘫痪的肢体摆放良肢位。

①仰卧位　患肩前伸，肘部伸直，腕关节背伸，手指伸开；患侧下肢伸展，臀部及大腿下放置一枕头，防止患腿外旋。

②患侧卧位　患侧在下，健侧在上。患侧上肢前伸，使肩部向前，肘关节伸展，手指张开，掌心向上。健侧上肢可放在身上或身后的枕头上。患侧下肢在后，髋关节微后伸，膝关节略屈曲。

③健侧卧位　健侧在下、患侧在上。患侧上肢下垫一个枕头，上举使患侧肩部前伸、肘关节伸展、前臂悬前、腕关节背伸。患侧骨盆悬前，髋、膝关节成自然半屈位，置于枕上。患足与小腿尽量保持垂直位，注意足不能内翻。

①被动翻身　从仰卧翻至侧卧。先将患者左（右）侧上肢外展至约90°，右侧上肢置于腹部，下肢交叉。辅助者立于右侧，一只手放于患者肩部，另一只手从右侧大腿下穿过，搭在另一腿上，双臂同时用力，将患者右侧身体抬起，翻至侧卧位，再调整至良肢位。

②向健侧翻身

a.辅助翻身　患者双手交叉握住，辅助者屈曲患者下肢，双手放于患者臀部和足部辅助向健侧翻身，再调整至良肢位。

b.独立翻身　患者仰卧位，健腿插入患腿下方，双手叉握，向上伸展上肢，左右摆动加大幅度，摆至健侧时，借助惯性翻向健侧，同时用健腿带动患腿翻身，再调整至良肢位。

③向患侧翻身

a.辅助翻身　令患者抬起健侧腿伸向患侧，健侧上肢向前摆，辅助者一手放在患膝上辅助患腿外旋，另一手可辅助患侧上肢处于前伸位置，再调整至良肢位。

b.独立翻身　仰卧位双手交叉握住，由健侧上肢带动患侧上肢伸直，健侧下肢屈曲，用健侧上肢将患侧上肢置于外展位，以防翻身后受压；健侧足蹬床使身体向患侧旋转，健侧下肢向患侧前伸，带动肩部旋转，使身体呈侧卧位，再调整至良肢位。

（2）床旁功能训练

①由健侧卧位到床边坐位　让患者先将健侧足从插入患侧足下，带动患足移向床边，患侧上肢放于腹部，然后向健侧翻身，辅助者指示患者一边用健侧前臂支撑躯干，一边抬起躯干的上部，这时辅助者可以用一侧手在患者头部给予帮助，另一侧手帮助患者的下肢移向床边垂下。

②由患侧卧位转向床边坐位　让患者取患侧卧位，用健侧手托住患侧上肢的肘部，健侧足插入患侧膝部下方，辅助者一手在患者头部给予向上的辅助，另一手将双下肢移至床边垂下，以髋关节为轴向上坐起。

③坐位平衡训练　保持躯干伸展，将背部垫一枕头，双侧上肢伸展位放在床前桌上，避免患侧上肢悬吊于身边，以免引起肩关节脱位、肩手综合征等合并症，髋关节尽量保持接近90°的屈曲位。训练方法有在坐位做前后、左右改变重心，加强患侧承重练习及左右交替抬臀负重练习等。

④坐位与站立位的转移训练　患者先坐直，两脚平放地上，足尖与膝盖成一直线，双手叉握带动躯干充分前伸，髋关节尽量屈曲，然后重心从臀部慢慢地转移到双脚上而站立。起立后要双脚同时负重。坐下时躯干前倾，膝前移，髋、膝屈曲而坐下。

2. 吞咽障碍

吞咽障碍是指食物(或)液体从口、咽、食管至胃的推进过程中受到阻碍。由于各种原因损害了双侧舌咽、迷走神经或皮质脑干束所致的机械性梗阻，或神经和肌肉功能发生了障碍，致使吞咽功能不能进行。50%的脑卒中患者发病后伴有不同程度的吞咽困难，极易造成误吸、吸入性肺炎、脱水、营养不良，严重影响患者的生活质量，甚至危及生命。

管理指导如下。

（1）体位　喂饭前后保持半坐位或坐位。

（2）对卒中患者进行动态的吞咽筛查评估。

（3）洼田饮水试验Ⅰ～Ⅱ级患者给予经口摄食软饭、免骨餐、正常餐；吞糊试验通过者可进食全糊餐和糊状的液体，逐渐进食软食及较熟的菜等；用小匙盛小口食物，慢慢地放入患者口中（舌的中后1/3处），嘱其慢慢地咽下。失败者给予留置胃管鼻饲流质和水。

（4）鼻饲患者的护理。鼻饲前摇高床头≥30°，鼻饲液温度为39～41℃，可用手臂内侧试温，鼻饲前回抽胃液，确定无胃潴留后注入少量温开水后将鼻饲液缓慢地匀速注入胃管内，鼻饲后用温开水冲管，每次鼻饲量200~300ml，宜少量多餐。鼻饲口服药前先将药研碎加水溶解后再注入胃管后用温开水冲管。鼻饲后保持体位0.5~1小时。

（5）进行吞咽功能的训练

1）吞咽动作　嘱患者练习空吞咽，每日数次。

2）鼓腮动作　张口后闭上，使腮部充满气体，随呼吸慢慢吐出。

3）舌的运动训练：张口将舌尽力向外伸出，先舔下唇及左右口角，转至舔上唇及硬腭，然后将舌缩回，闭口做上下牙齿互叩及咀嚼。

（6）对患者及家属进行餐具选择的指导、进食/喂食方法的训练。

3. 言语障碍

卒中患者可产生各种语言障碍，主要的障碍为失语症和构音障碍。失语症是个体利用语言如口语、书面语及手势语等进行交际活动过程中出现的言语障碍。患者在意识清晰、无精神障碍及严重智能障碍的前提下，无视觉及听觉缺损，亦无口、咽、喉等器官肌肉瘫痪及共济运动障碍，却听不懂别人或自己的谈话，说不出要表达的意思，不理解也写不出病前会读、会写的句子。构音障碍是由于神经病变以及言语产生有关肌肉的麻痹、收缩力减弱或运动不协调所致。

管理指导如下。

（1）失语症的康复治疗

说话时语速要慢、清晰，配合肢体语言表达意思。尽力理解患者所要表达的意思，给予其足够时间，鼓励用手势或图画帮助表达意思。进行语言康复训练。

1）运动性失语　着重发音、说话的训练，做反复张口，伸缩、卷动舌头练习；鼓励患者深吸气后张大嘴发"a"音练习；唇部训练，发"ma"音。

2）感觉性失语

①听力训练　主要为声音刺激，如听音乐、听广播，或旋律语调治疗。

②词语听觉辨认　出示实物图片或词卡，让患者回答，由易到难，从物品名称到物品功能及属性。

③记忆训练　让患者按顺序回忆有关的事和物，如果回答正确，增加难度，反复练习，增强记忆力。

④视觉训练　如给患者送去一杯水、牙膏、牙刷，然后讲"刷刷牙"。

看患者是否执行口令，来刺激视觉的理解。

（2）构音障碍的康复治疗　重点针对异常的言语表现而不是干预言语障碍的类型。言语的发生受神经和肌肉控制，身体姿势、肌张力、肌肉和运动协调的异常都会影响言语的质量。言语治疗从改变这些状态开始。

4. 中风后抑郁

中风后个体由于机体实质性损害和（或）功能性损害没有能力适应现实环境而引起的精神和心理的变化，主要表现为脑卒中后自我评价低、悲观、意志力减退、主动性降低，甚至有自杀倾向或行为。

按病情轻重可分为轻度和重度。轻度表现为心情悲伤，对生活失去兴趣，终日郁郁寡欢，睡眠障碍，记忆力、计算力下降，反应迟钝、全身乏力，常常闭门不出，疏远亲友，回避社交。重度表现为紧张、焦虑、悲观、绝望、痛苦难耐，甚至攻击他人，有自杀倾向。对生活和康复产生明显不利影响，需积极进行心理疏导，药物治疗。管理指导内容如下。

（1）人文关怀　为患者营造人性化、温馨、舒适的生活环境，温湿度适宜，灯光柔和，清洁安静的环境。及时了解患者的心理变化，给予安慰、支持、鼓励，帮助患者树立战胜疾病的信心，积极配合治疗，促进早日康复。

（2）知识干预　首先评估患者对疾病掌握的程度，是否了解疾病的相关知识，通过完全补偿性护理、部分补偿性护理及辅助教育系统对患者实施知识宣教、康复指导，使患者了解疾病，掌握疾病的相关知识，积极配合治疗。

（3）心理干预　针对患者情绪低落、夜眠差、少语、注意力不集中、焦虑不安、缺乏自信的症状，鼓励其诉说内心感受，充分了解患者的病情与生活背景，给以支持与鼓励，在建立良好护患关系的基础上，同情、安慰患者，动员和指导家属在各个方面关心、支持、帮助患者。运用自理理论，指导患者在现有状态下建立自理能力。通过图片、讲解等方法让患者了解疾病的常见原因、临床表现、治疗方法及预后，消除顾虑和不良情绪，提高自信心，克服自卑感，以最佳的心理、生理状态接受治疗和康复训练。

（4）文娱活动　鼓励患者参加文娱活动，如听音乐、观看电视节目等。

（5）强化支持系统　在患者康复期间得到亲情的帮助和社会支持非常重要。有研究证实，良好的社会支持系统可缓冲应急事件对患者情况的影响，预防和减少抑郁的发生。

三、常见并发症的管理

脑卒中是一组复杂的疾病，患者常见的并发症包括肩手综合征、肺炎、下肢深静脉血栓形成等，这些并发症是影响患者预后和生活质量的重要因素。在慢病管理中，主要是通过相应的指导措施预见性地预防这些并发症的发生。

1. 肩手综合征

肩手综合征(shoulder hand syndrome，SHS)是指脑血管疾病患者在恢复期的患手突然浮肿、疼痛以及患侧肩部疼痛，并使手的运动机能受到限制，是脑血管病常见的并发症。据报告发生率为12.5%，也有报告为5%，甚至高达32%不等。一般在发病后1~3个月发生，约占74.1%，最早可能在发病后第3日，最迟在6个月后。如果不及时治疗，会导致患手及手指变形，使手的功能全部丧失。管理指导内容如下：

（1）肩手综合征预防的关键在于消除所有引起水肿的原因。要注意使患者腕部不处于过屈位或患臂不悬垂在轮椅外，以免手损伤；进行患侧上肢练习时要小心地控制运动幅度；在进行患侧上肢负重练习或其他形式的被动运动时，若有疼痛，应立即停止该活动；应尽力避免在偏瘫手上进行静脉输液；避免手的小损伤。

（2）肩手综合征的治疗原则是早期发现，早期治疗，一旦慢性化，就没有任何有效的治疗方法，特别是发病3个月内是治疗最佳时期。目前尚无特效治疗方法，可采用的方法有：①防止腕关节掌屈。②向心性缠绕压迫手指。③冰水浸泡法。④冷水－温水交替浸泡法。⑤主动和被动运动。⑥交感神经阻滞。⑦使用类固醇制剂。⑧物理治疗。⑨手术：胸交感神经节切断术。

（3）发生肩手综合征后，应在专业人员指导下坚持锻炼，避免患者停止一切锻炼活动，导致关节挛缩和僵硬。

2. 吸入性肺炎

吸入性肺炎是指口咽部分泌物或胃内容物被吸入下呼吸道后所导致的肺部炎症，是脑卒中患者常见的并发症，主要发生于存在吞咽困难的患者。

管理指导内容如下。

（1）每次随访时对可疑吞咽困难患者进行吞咽功能筛查，主要是通过饮水试验来评价。

（2）对吞咽困难患者及其照顾者进行安全进食指导，预防误吸。①进餐环境尽量安静、舒适。②进餐时确保注意力集中，禁止进餐时说话、大笑、看电视等。③适当的进食体位：能坐立的患者取 90°正中坐位，头颈稍前倾。④根据吞咽功能选择安全的食物状态：口咽期吞咽困难者，避免使用流质和纤维较多的食物；咽喉期吞咽困难的患者避免使用流质，建议给予黏稠半流质；食管期吞咽困难者，避免食用太干、大块的食物。⑤控制进餐的速度和每口的进餐量：进餐时速度宜慢，让患者有足够的时间咀嚼及吞食物，患者吞完一口才喂下一口；选用小勺进餐，每次量约 5ml。⑥为患者提供适当的食具：用饮管进食时要小心，必要时使用细匙羹取代饮管；为偏瘫患者选用合适的辅助食具。⑦每次吞咽后鼓励患者咳嗽几下，以喷出暂留在咽喉部的食物残渣。⑧留意患者在进食时或进食后，有无咳嗽、清喉咙、呼吸困难或变差等情况。如患者在进食时或进食后咳嗽或呕吐，应立即停止进食 / 喂食，尽量鼓励患者将食物咳出。必要时，请医护人员为患者吸痰，并通知医师跟进。

（3）根据患者吞咽困难状况指导患者进行吞咽功能锻炼，包括舌部运动、脸及下颌肌肉的运动、发音训练等。

3. 下肢深静脉血栓形成

当患者一侧肢体突然发生肿胀、伴有胀痛、浅静脉扩张、肤温改变，都应怀疑有下肢深静脉血栓形成。主要发生在瘫痪重、活动少、年老、心房颤动的患者。管理指导内容如下。

（1）指导患者适当多饮水和增加活动量，减轻血流淤滞；睡觉时垫高下肢 15°～ 30°，减轻下肢肿胀，促进静脉回流。

（2）对于居家卧床患者，建议穿弹力袜，促进静脉回流。

（3）心房颤动患者，规范进行抗凝治疗和 INR 监测。

（4）一旦怀疑下肢深静脉血栓形成，立即行 B 超确诊，并安排患者转介到相应专科治疗。

（5）密切观察患肢肤温、肤色及肿胀程度，必要时测量双下肢周径。

（6）禁止患侧下肢补液，禁止按摩、热敷，以防栓子脱落造成肺栓塞。

四、常用药物的管理

指导患者按医嘱服用，勿私自停药、减量或增量，对于容易忘记服药的患者，指导患者可以通过把药放在显而易见的地方，每日同一时间服药，用闹钟和日历来提醒自己和家属，把药分装在药盒里等途径来避免忘记服药，脑卒中患者常用药物的注意事项如下：

1. 抗血小板聚集药

对血小板聚集有抑制作用，阻止血栓的形成，如阿司匹林、氯吡格雷等，是治疗缺血中风的重要治疗手段之一。常见的不良反应：皮疹、胃部不适、胃痛、便秘、上消化道出血及黑便等。

注意事项：

①口服，肠溶阿司匹林 50~150mg，氯吡格雷 75mg，每日一次。

②肠溶阿司匹林宜晨起空腹或睡前服用，减轻对胃肠道的刺激。

③有出血倾向者慎用。

④有活动性肺结核、胃溃疡、消化道出血、严重高血压者忌用。

2. 抗凝药

抑制血凝块的形成，防止血栓的延伸，促进血栓的自发溶解。如华法林、低分子肝素钠等。常见的不良反应：出血倾向，可表现为皮肤、黏膜出血点、瘀斑，牙齿、牙龈、五官、胃肠道轻微出血、脑梗死出血转化。

注意事项：

①适合用于非瓣膜病变性房颤诱发的心源性栓塞的患者。

②使用时必须监测 INR 值。

③使用过程中注意观察有无出血症状。

④使用药物期间注意监测凝血功能。

⑤注射低分子肝素钠时注射部位为腹前左右两侧壁，交替注射，注射后按压时间为 15 ~ 20 分钟，准确按压针眼处，防止移位引起紫癜、瘀斑。

⑥华法林应每晚固定时间服用，不得随意增减药量。

⑦富含维生素 K 的食物会影响华法林的药效，应减少摄入。

3. 调血脂药

降低胆固醇水平从而达到预防脑卒中的目的。如阿托伐他汀等，常见不良反应：胃肠道不适，其他还有头痛、皮疹、头晕、视觉模糊和味觉障碍。偶可引起血氨基转移酶可逆性升高。

注意事项：

①宜睡前服用，每晚一粒。

②定期监测肝功能，有活动性肝病或不明原因血氨基转移酶持续升高的患者禁用。

③血脂复查：定期（每3个月）进行血脂检测（总胆固醇、低密度脂蛋白－胆固醇、高密度脂蛋白－胆固醇、三酰甘油），并调整降脂药种类和剂量。

4. 降血压药（详见高血压章节）

5. 降糖药（详见糖尿病章节）

第三节　中风患者居家布置和居家照护

一、家居布置

中风患者出院回到家中后，家庭环境就成为治疗与休息的主要外部条件。如何减少因为生活环境的不便利给中风患者带来的危险，为患者创造一个良好的恢复环境，成为出院后患者家属首先应该考虑的一个问题。

改造家庭环境可以遵照整洁、安静、舒适美观和安全的原则。①整洁：环境应保持阳光充足、空气流通、东西摆放整齐；患者用品经常清洁。②安静：人员的走动和电视机的声音应尽量放轻，光线不适宜过亮，房间要配有窗帘。③舒适美观：窗台可放置鲜花或绿色植物，日常生活用品应放在患者伸手可及的地方。④安全：这是最重要的一个要素，主要是通过对家居环境的改造来适应患者的要求。

1. 门和通道

中风患者大多数有下肢的功能障碍，一部分患者经过康复训练后还必须使用轮椅或手杖，所以如何方便而安全地进入房间十分重要。我们可以做到以下几点：

门必须足够的大，可以允许使用轮椅的患者自如地进出房间。门不仅能容纳轮椅的大小，还要允许患者在移动轮椅时造成的额外空间；如果需要家属帮助患者使用轮椅的话，还必须考虑到家属移动的空间。门的把手，对于手指灵活性比较差的患者来说，最好可以换成比较容易操作的，例如下拉式。进入家中或房间的门前如果有台阶或门槛的，考虑可否拆除；如果不方便的话，可以在上面放置用木板或其他坚硬的材料做成的斜坡，注意斜度应恰当，太陡容易使患者摔倒，太平不容易上坡。

楼梯和楼道，甚至家中患者可能达到的通道，都可以装上扶手。注意扶手材料和设计的选择应该足够结实和提供适度的摩擦力，才能保证患者的安全，通道上应该避免有电线通过。

地板不应该过滑，尤其是使用木地板的家庭应避免打蜡；使用地毯的家庭应避免选用比较粗糙的地毯，这会令使用轮椅的患者移动不方便。

2. 卧室

对于中风患者来说，卧室是与他关系最为密切的房间，因为大多数肢体功能障碍的患者都必须长期在里面活动。家属在改造卧室的时候要注意"帮助永远在伸手可及之处"的原则，即方便患者的所有活动，具体如下。

适度地降低床的高度，尤其对于使用轮椅的患者来说，床的高度应该与轮椅同高，方便从床到轮椅上的转移。

床的两旁尽量装上可以活动的挡板，既保证患者的安全，又方便患者的转移。

床不可以太软，这不方便患者的坐起和转移；也不可以太硬，这会影响患者的入睡。

床边宜放一个桌子，用来放置患者日常生活的物品，例如饮水杯、痰杯、手表或闹钟、眼镜、收音机、梳子、镜子、台灯等。

床边可以设置一个按铃，连接到家属的卧室，以防患者夜间有什么紧急情况要呼救。

电话宜放在患者床边，而且应该保证电话的按钮规格较大，数字清晰，操作简单，方便患者求救。

对于行动不方便的患者，可以在床边放一个坐便器。

对于可以自己去卫生间的患者，要保证夜间适度的灯光照明，没有障碍的通道，以及通往卫生间的路上有依仗物可以协助患者走动或移动。

3. 卫生间和浴室

对于一般的家庭来说，卫生间和浴室的空间相对狭窄，物品较多，设施操作复杂，而又是中风患者必须要到达的地方。所以，它们是家里最危险的地方。家属在改造的时候必须花一番心思。总体设计如下：

①地板最好铺上橡胶垫，防止患者滑倒。

②在所有患者需要的地方安装上扶手，主要是进出房间的地方，洗手盆的两侧，坐便器的两侧，淋浴喷头的周围或浴池的周围。

③卫生间和浴室的门最好改造成拉闸式的，方便患者操作。

④卫生设施的布置应该考虑到使用轮椅的患者有足够的活动空间。

⑤所有水设施的开关应该选择操作比较方便的，避免需要手指扭转或更复杂的动作才能使用的装置。

（1）洗手盆

①洗手盆尽量不要使用圆弧形的，这会加大患者接近洗手槽的困难。

②洗手盆的高度要适宜，方便使用轮椅的患者和洗漱时需要坐下的患者。

③洗手盆的下面应该挪开杂物，保证使用轮椅的患者有足够的空间放置他们的腿。

④对于使用手杖的患者，洗手盆下面可以备有一张高度适当，有靠背和扶手的椅子，方便患者坐着洗漱。

（2）牙刷最好使用抓手比较粗，摩擦力比较大的款式，方便患者抓握。

（3）牙膏和洗手液最好使用喷嘴式的，避免复杂的开盖操作。

（4）淋浴喷头周围

①淋浴喷头下的地板上一定要有防滑的垫子。

②如果患者需要坐着洗澡，要备有一张板凳，板凳的脚下也应该有防滑装置。

③洗澡需要的物品要放置在喷头周围，并保证在患者容易触及的高度。

④洗发水和沐浴露最好使用喷嘴式。

⑤可以使用带有绳子的沐浴绵，方便四肢活动不方便的患者擦拭一些难以触及的部位。

（5）浴池

①无论是进出浴池还是浴池里面都必须保证有足够的扶手，防止患者

滑倒。

②水温的调控装置必须颜色醒目，操作简单；对于有视觉障碍或有温觉障碍的患者，家属最好帮助他调较好水温。

（6）坐便器

①对于原先是蹲式厕所，可以在上面放置一个可坐的、类似马桶的木架，或者改造成抽水马桶。

②注意在坐便器的两侧装上结实的扶手，协助患者起落。

③擦拭的面巾纸最好是抽拉式的，并且宜放在患者坐着的时候就容易触及的地方。

4.厨房

对于中风后还愿意自己做些家务活，尤其是还喜欢烹饪的患者来说，厨房也是一个危险的地方。在中国家庭的厨房中，水、电、煤气是主要的能源，任何一项使用不当，都有可能造成严重的生命危险。所以，中风患者的家属必须细心考虑患者在厨房里干活时方方面面的情况，对厨房进行良好的改造。

（1）入口和地板

①进出厨房的地方应该方便患者进出，如果是使用拐杖和轮椅的患者就必须遵照以上已提及的门和通道的改造。

②厨房的地板不能太滑，家属应该经常对地上的油滴和污物进行清洁。

（2）水槽

①水槽的前面可以铺上一块橡皮垫，防止患者滑倒。

②洗碗和洗菜的水槽要注意高度适宜，方便患者坐在椅子上或轮椅上干活。

③水的开关要选择容易操作的装置。

④水槽出水的装置应选择下压式的，避免复杂的扭转和用力的动作。

⑤洗洁精和洗手液应选择喷嘴式的，并放在患者伸手容易拿到的地方。

⑥清洁的刷子应选择抓手的地方较粗的，或有圆圈可以套在患者手上的，并放在患者顺手可以拿的地方。

（3）炉

①使用电炉的家庭，应该将电源的插板装在患者可以够得着的地方。

②使用煤气炉的家庭，煤气的开关要贴上醒目的标示；如果开关太复杂，

家属要事先打开或调较好。

③煤气炉的开关最好选择按钮式的；对于视觉有障碍的患者，按钮应贴上醒目的标示。

④炉的旁边要保持清洁，而且不要堆放过多的物品，尤其是易燃物品，例如纸盒、保鲜纸、冷冻塑料盒子。

（4）切菜的地方

①切菜桌面的高度要方便患者坐着干活。

②切菜要使用专门的菜板。可以在普通的菜板上钉几个钉子，方便患者可以将食物轻松地固定在上面，单手就可以切削食物。

③菜板下面最好垫一块布，防止菜板在切削过程中滑动。

④锋利的刀具要放在刀鞘中，刀柄最好比较粗，并且有粗糙的条纹使患者容易抓紧。

⑤对于难以做抓握动作的患者，可以在刀柄上缠一个魔术胶布，只要将手缠绕在刀柄上便可。

（5）食物的放置

①食物要放在患者不需要踮脚或弯腰就能拿到的地方。

②开食物柜的把手要容易操作，最好是拉手式的。

③对开冰箱的把手的高度进行一定的调整，方便患者坐着打开。

④冰箱里食物的摆放要根据家庭使用频繁程度来安排，应考虑到患者坐着取食物所能够及的高度。

⑤对于需要放在高位冷冻的食物，家属在患者做饭之前应提前先拿到患者容易够及的位置。

⑥玻璃瓶子的外面最好绑上一层布或在开口处绑上绳子，防止因患者难以抓紧造成的跌落。

（6）碗柜

①碗柜高度一定要适宜，最好可以考虑到患者坐着取物的情况；如果需患者站着取物，一定要保证患者不费力便可以取到物品。

②碗柜的周围要方便患者进出和靠近，尤其是使用轮椅的患者。

③碗柜的周围要防滑、防水。

④使用消毒碗柜的家庭，要注意经常维修提示灯，以防有温觉障碍的患者烫伤。

（7）餐具

①中风患者出院后可以购买专用的餐具。

②如果想自己改造家中餐具的话，可以遵照以下原则：抓手处尽量宽，上面最好有防滑手的条纹。

③对于手指活动障碍比较严重的患者来说，可以在餐具的抓手处缠上魔术胶布或适宜患者手大小的布圈。

二、家中康复

教会患者完成日常生活中的活动和力所能及的康复运动。

1. 手杖的使用

（1）教患者使用手杖进行步行

①拄手杖的姿势　健手持手杖时，屈肘 30°，手杖脚位于距离足尖前、外方 15cm 处为最佳位置（图 13-3-1）。

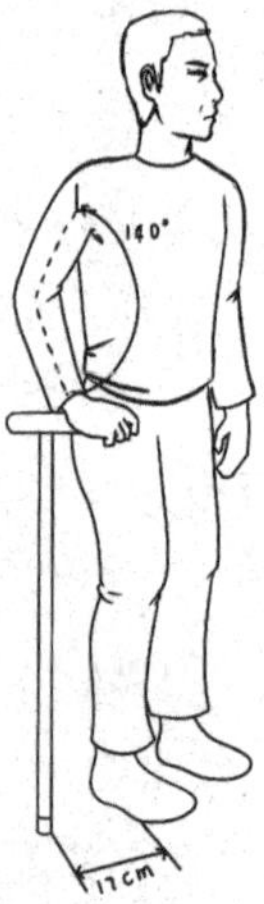

图13-3-1

②手杖步行方法 1　健手持手杖点出，患脚迈出，再把健脚迈出（图 13-3-2）。

小建议：健脚迈出步伐大小，要看患侧下肢的支撑能力如何。

③手杖步行方法 2　患者能仅由健脚支撑，手杖与患脚一起迈出，再迈健脚，速度加快（图 13-3-3）。

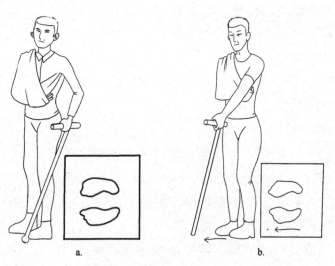

图13-3-2

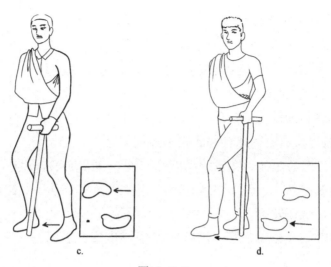

c. d.

图13-3-2

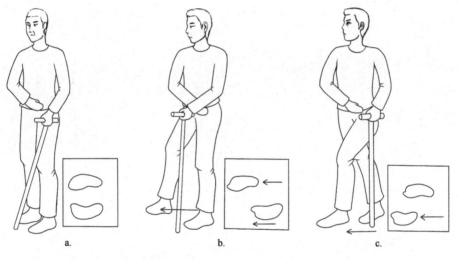

a. b. c.

图13-3-3

小建议：使用手杖步行时，要防止患者身体向手杖方向倾斜。

④选择手杖时，要注意它的长度应该与地面到患者股骨大转子的高度相同（图13-3-4）。

（2）利用手杖上楼梯

患者健手持手杖放在上一台阶，重心向患腿转移，健脚迈到上一级台阶，伸直健腿，患腿膝屈曲上台阶。注意患侧的骨盆在患腿上台阶的时候不要上抬（图13-3-5）。

（3）利用手杖下楼梯

健手持手杖放在下一级台阶，重心向健腿转移，患脚迈到下一阶，重心向患腿转移，健腿迈下台阶。注意患腿迈下时要防止患腿内收（图13-3-6）。

2. 教患者转换位置的技巧

（1）教患者自己从床转移到轮椅或椅子上

轮椅放在患者健侧，使轮椅与床形成45°角，刹住车闸。患者用健手扶（轮椅）扶手站起，再扶远处的扶手。患者半转身，坐在轮椅上。如果患者能力不够，可以让患者向前移动臀部，家属在腰背部抓住裤子或皮带，用另一

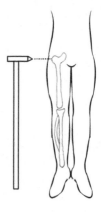

图13-3-4

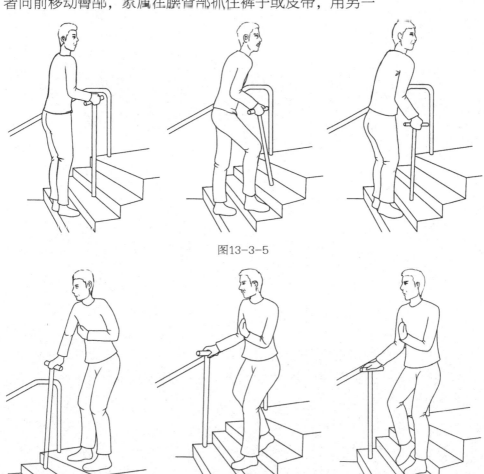

图13-3-5

图13-3-6

手按住患者膝关节，帮助患者站起来（图13-3-7）。

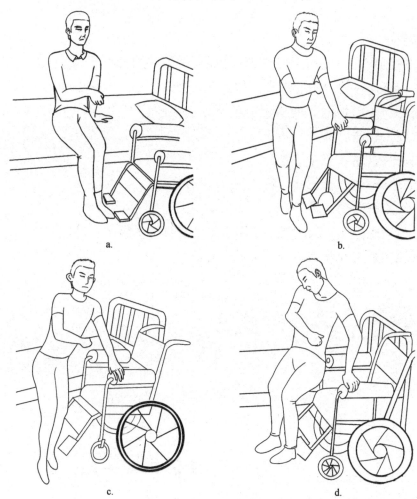

图13-3-7

（2）教患者自己从轮椅或椅子上转移到床上

患者健侧接近床边，轮椅与床约成30°角，刹好手刹。患者身体向前移动，移开踏板，用健手扶住轮椅扶手站起。用健手够向床面，半转身坐在床边。用健侧脚勾起患侧脚，抬到床上，顺势改变支撑手而躺下。如果患者能力不够，可以让患者向前移动臀部，家属在腰背部抓住裤子或皮带，用另一手按住患者膝关节，帮助患者站起来。

（3）教患者使用轮椅活动

双上肢健康的患者　向前推时，操纵前先将刹车松开，身体向后坐下，眼看前方，双上肢后伸，稍屈肘，双手紧握轮环的后半部分。推动时，上身前倾。双上肢同时向前推并伸直肘关节，当肘完全伸直后，放开轮环，如此重复进行。

偏瘫的患者　先将健侧脚踏板翻起，健足放在地上，健手握住手轮。推动时，健足在地上向前踏步，与健手配合，将轮椅向前移动。

注意：上斜坡时，保持上身前倾，重心前移。如果上坡时轮椅后倾，很容易发生轮椅后翻。

3. 教中风患者安全进食

（1）无吞咽障碍的患者（图 13-3-8）

①使用有碟档的盘子。

②盘子底部加上放滑垫或使用可固定餐具的木板。

③使用经过改造的勺子、筷子、叉子。

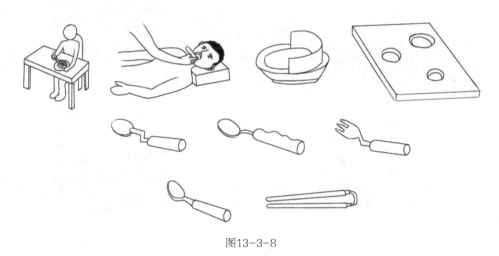

图13-3-8

（2）吞咽障碍患者

①身体与床大概成 45° 角，半坐卧位，肩部用枕头垫起。

②家属站在患者患侧喂食物。

小建议：

①注意不能用吸管从患侧饮水，这容易发生呛咳引起肺部感染。

②进食要缓慢，完毕后要检查口腔内有没有残留食物，并漱口。

注意：糜烂的固体食物最容易吞咽，糊状液体食物不容易吸入气管，稀液体食物容易进入气管。所以患者食用的食物可以按以下顺序慢慢地过渡：

糜烂固体食物＋糊状液体食物→剁碎食物＋浓液体食物→正常食物＋稀液体食物。

4. 教患者完成洗脸、洗手、刷牙和剪指甲

（1）洗脸

家属平日应该将水龙头冲洗干净。患者洗脸时，用健手持毛巾浸在洗手盆里，然后套在水龙头上拧干，便可以用健手洗脸（图13-3-9）。

（2）洗手

①洗健手的时候，可以将有吸盘的毛刷吸在洗手盆壁上，健手在毛刷上来回擦拭（图13-3-10）。

②擦健手的时候，可以利用患侧上肢弯曲的前臂和腹部夹住毛巾，健手在毛巾上来回擦拭（图13-3-11）。

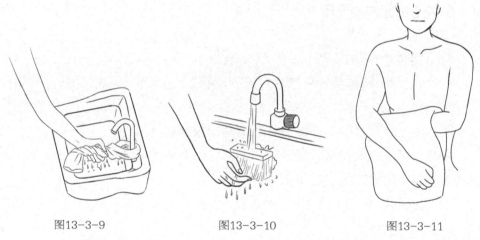

图13-3-9　　　　　　　　图13-3-10　　　　　　　　图13-3-11

（3）刷牙

①可以使用对牙刷手柄进行改造过的牙刷，或使用电动牙刷（图13-3-12）。

②牙膏最好使用喷嘴式的。如果使用普通牙膏，可以用患肢固定住牙膏，健肢拧开牙膏盖再挤牙膏。

（4）剪指甲

①对普通大指甲剪加以改造。在底部和按柄上各加一块木片（图13-3-13）。

②患者患手可以整个手掌向下按压木片，带动指甲刀柄向下压，剪断指甲。

③也可以用健脚压指甲刀柄来剪健手指甲（图13-3-14）。

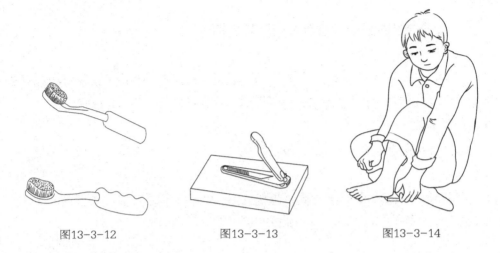

图13-3-12　　　　　　图13-3-13　　　　　　图13-3-14

5. 教患者穿衣的技巧

（1）穿、脱上衣

1）套头衫的穿法（图13-3-15）

①患者坐着,将套头衫平铺在自己的双膝上（正面朝下,衣领靠近膝部）;

②用健手抓住衣襟, 将患侧上肢从袖口穿出;

③健侧上肢穿过袖口, 然后将双侧袖口拉到肘部以上;

④健手抓住衣服后身, 颈部前屈, 将领口自头部穿过;

⑤用健手拉平衣服的各个部分。

2）套头衫的脱法（图13-3-16）

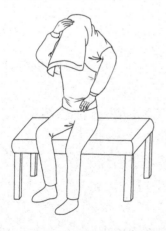 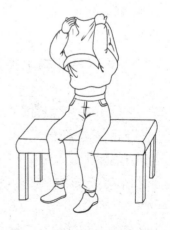

图13-3-15　　　　　　　　　　图13-3-16

①患者坐着，弯腰；

②健手从背后将衣服拉过头部，头垂下并向前；

③先脱健肢，再用健肢帮助脱患肢。

3）前开衫的穿法（图13-3-17）

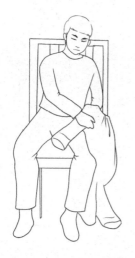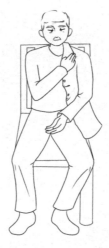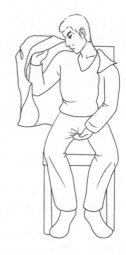

图13-3-17

①患者坐着，将衣服铺在双膝上；

②用健手抓住衣领和肩部，将患侧上肢从袖口穿过；

③健手沿衣领将衣服从体后绕过；

④健侧上肢从袖口穿过；

⑤用健手将衣服整理平整；

⑥用健手系纽扣或拉链。

小建议：系纽扣可以使用专门设计的拉钩，也可以多使用简易的搭扣，方便患者操作。

4）前开衫的脱法

①先用健手将患侧的衣服和健侧的衣服从肩部褪至肘部以下；

②健侧先从袖口脱出衣服；

③健侧辅助患侧脱出衣服。

（2）穿、脱下衣

1）坐在椅子上的穿裤子方法（图13-3-18）

①患者坐在椅子上，患侧下肢交叉搭在健侧下肢上；

②用健手将裤脚穿过患侧下肢，并拉至膝部；

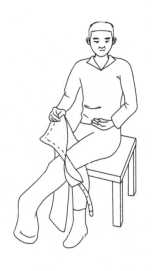
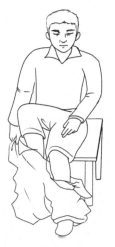
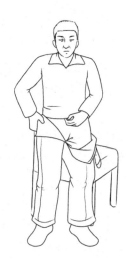

图13-3-18

③放下患肢，将另一侧裤腿穿过健侧下肢；

④起立，将裤子提到腰部；

⑤最后用健手系纽扣和拉链。

2）坐在床上的穿裤子方法（图13-3-19）

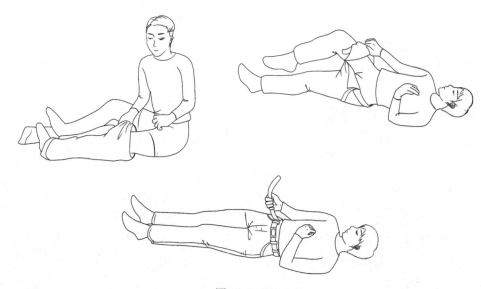

图13-3-19

①患者在床上取长坐位（即双下肢平放在床上）；

②用健手将裤腿从患侧下肢穿过，并拉到膝上方；

③健侧下肢从裤腿穿出；

④仰卧；

⑤用健手拉起裤子，在双侧骨盆交替抬离床面的时候，逐渐将裤子提至腰部；

⑥最后用健手系纽扣，拉拉链，系皮带。

脱裤子与穿裤子动作相反便可以。

注意：坐在椅子上的穿裤子方法，只适用于有良好的立位平衡能力的患者。坐在床上穿裤子的方法，通常被立位平衡能力较差的患者所使用。

（3）穿、脱袜子和鞋

1）患者坐在椅子上（图13-3-20）

①双下肢交叉，患侧下肢搭在健侧下肢上面；

②用健手穿鞋和袜子；

③脱袜子和鞋的时候还可以用健侧下肢辅助。

2）患者坐在床上（图13-3-21）

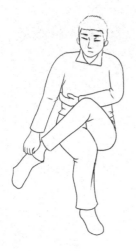

图13-3-20

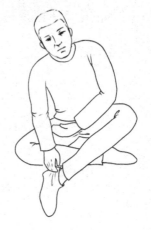

图13-3-21

①将双下肢屈曲；

②用健手穿、脱鞋和袜子。

6.教患者独立洗澡的技巧

（1）淋浴　患者坐在椅子上直接淋浴（图13-3-22）。

（2）盆浴

①出入浴缸的时候，必须借助一些扶手或家属的帮助（图13-3-23）；

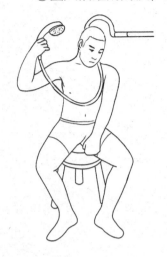

图13-3-22

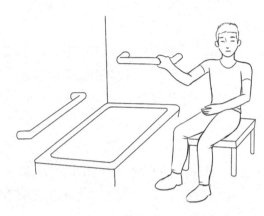

图13-3-23

②患者坐在浴缸旁的椅子或木板上，再利用扶手支撑，分别将下肢移入浴缸（图13-3-24）。

（3）洗澡用具的改造

①在普通的刷子上固定一个长柄，方便清洁后背（图13-3-25）。

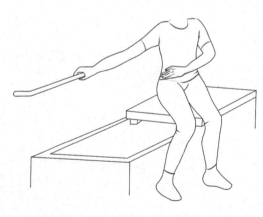

图13-3-24

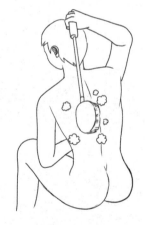

图13-3-25

②在毛巾的一侧固定一个用布带子制成的环（图13-3-26）。

③浴巾可利用健手和患侧腋窝来拧干（图13-3-27）。

7. 教坐轮椅的患者独立完成如厕活动

（1）从轮椅到坐便器的转移

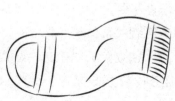

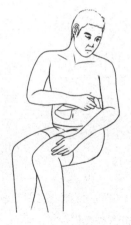

图13-3-26   图13-3-27

方法1：

①驱动轮椅，直对坐便器停住，拉紧手刹；

②按坐位—立位的起立方法站起；

③健手握住轮椅扶手，以健侧下肢为中心旋转身体；

④坐向坐便器。

方法2（图13-3-28）：

①驱动轮椅，斜对坐便器停住，拉紧手刹；

②健手扶住固定于墙壁的垂直扶手起立；

③以健侧下肢为中心旋转身体；

④坐向坐便器。

（2）穿脱裤子

将身体倚靠在固定于墙壁的扶手后，健手在身体前后作用，反复上提或下褪。

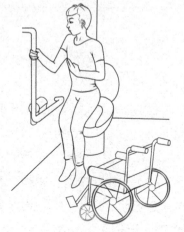

图13-3-28

（3）清洁处理

①抽卫生纸　用中指和环指按住纸架上方的挡板，用拇指和示指捏住卫生纸一点一点地撕开。

②擦拭　患者臀部略向前移动，躯体略向前倾，然后用健手擦拭。

③冲水　要注意开关安装在患者健手可以够着的地方。

8. 患者自己或家属可以帮患者做的康复运动

（1）抑制手指与腕关节的痉挛　家属用一只手握住患者患手四指，另

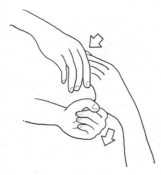

一只手控制患手拇指，并将五指及腕关节均置于伸展位（图13-3-29）。

（2）搭桥运动

患者仰卧在床上，屈双膝，双脚撑在床面。然后让患者抬起臀部并保持骨盆与床面平行，家属用一只手压住脚踝，另一只手帮助患者抬起臀部，促进患者侧髋关节伸展（图13-3-30）。

当患者可以独立完成以上这个动作后，可以

图13-3-29

将健康的一侧下肢重量加在患肢上，由患肢独立支撑这个动作，同时起到伸展髋关节的作用。

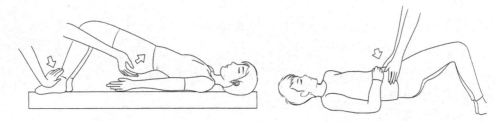

图13-3-30

搭桥运动主要是用于早期的训练，它可以有效地促进髋关节的伸展，对下部躯干及骨盆的控制也有良好的作用。

做这项训练需要腰背部都用力，下肢也要用力。但是要注意，因为这项训练要屏息加大腹压，对有高血压的患者要小心使用。

（3）进行屈髋、屈膝的训练（图13-3-31 a. b.）

（4）进行伸髋、屈膝、踝背屈的训练

患者仰卧在床上，患腿屈膝垂在床边，伸展髋部，家属托住患者患足使之处于背屈位，然后持续做屈膝动作（图13-3-31 c.）。

（5）进行立位平衡的训练

①站立平衡训练

a. 初期要进行静态站立训练。使患者站立在地上，保持重心在中间，家属在患者患侧加以保护（图13-3-32）。

训练的重点是向患侧移动重心和患侧负重。

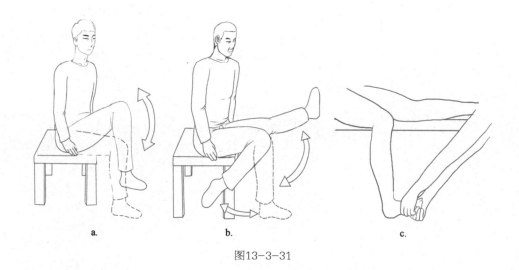

a.   b.   c.

图13-3-31

b.静态站立稳定后，家属可以诱导患者重心向左右移动，并要求患者保持平衡。

小建议：

家属也可以向左右推动患者骨盆来训练平衡（图13-3-33）。

家属也可以向前后左右推动患者肩部训练平衡（图13-3-34~图13-3-40）。

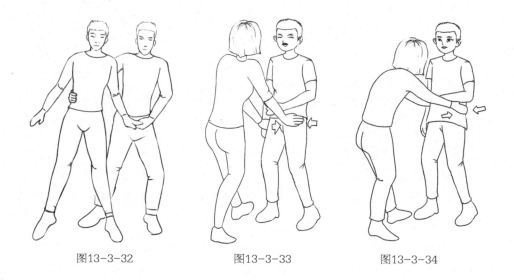

图13-3-32   图13-3-33   图13-3-34

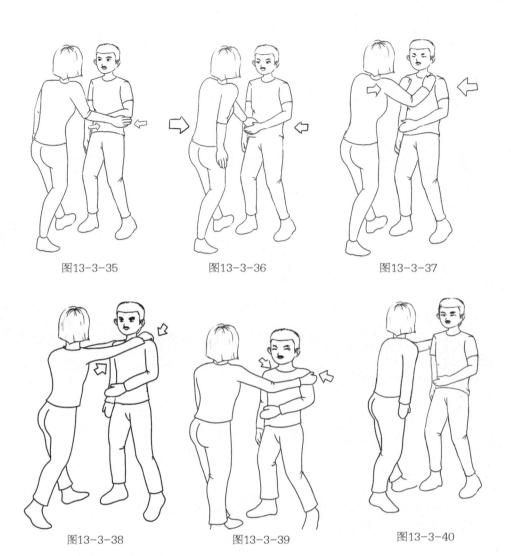

图13-3-35　　　　　　图13-3-36　　　　　　图13-3-37

图13-3-38　　　　　　图13-3-39　　　　　　图13-3-40

②躯干旋转下的立位平衡

患者双手交叉握紧，上肢上举到肩关节 90° 屈曲位。然后向左右方向旋转躯干，同时保持平衡（图 13-3-41）。

③独立训练

患者抓住扶手向前后、左右自己移动身体，练习平衡，也可以旋转身体练习平衡（图 13-3-42、图 13-3-43）。

小建议：

为了防止肩关节半脱位，可以用三角巾托住患侧上肢（图 13-3-44）。

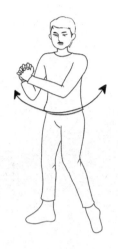

图13-3-41

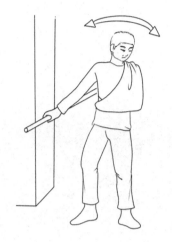

图13-3-42

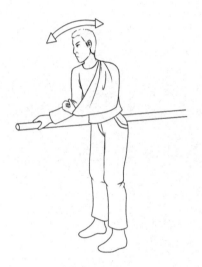

图13-3-43

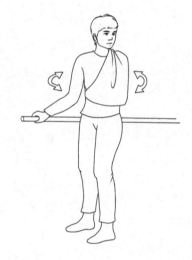

图13-3-44

（6）利用床档进行步行训练

这个训练有利于改善步行模式。

①侧方步行（图 13-3-45、图 13-3-46）

健康的一只手握住床档，身体与床正对，患脚向侧方迈出。然后，健侧手脚向患侧并拢，反复练习。

②前方步行训练（图 13-3-47、图 13-3-48）

健康的一只手握住床档，身体与床正对；然后这只手向前挪动握住前方的床档，患脚迈出，健脚再迈出。

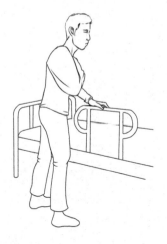

图13-3-45

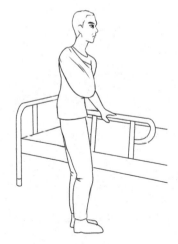

图13-3-46

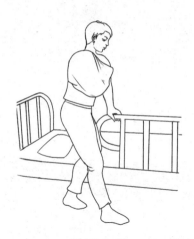

图13-3-47

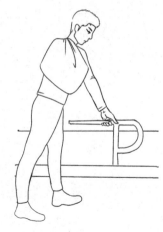

图13-3-48

（7）训练吞咽困难的患者进食

①吞咽体操

a.用鼻子吸气用口呼气（图13-3-49）。

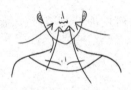

图13-3-49

b. 上提双肩，双肩下垂（图 13-3-50）。

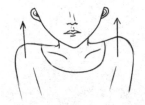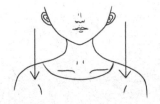

图13-3-50

c. 向两侧转颈及左右倾斜（图 13-3-51）。

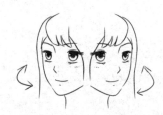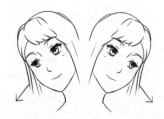

图13-3-51

d. 双上肢上举提升躯干及向两侧弯曲（图 13-3-52）。

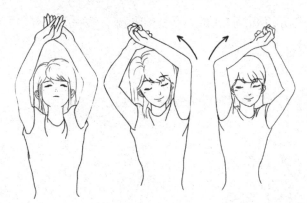

图13-3-52

e. 鼓腮及缩腮（图 13-3-53）。

f. 舌外伸左右活动；舌前伸及后退运动（图 13-3-54）。

g. 张口吸气；发"啪啪"声（图 13-3-55）。

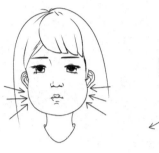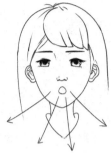

图13-3-53

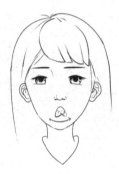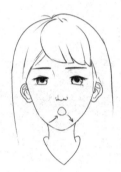

图13-3-54

②吞咽训练

用冰块刺激口腔两侧黏膜、舌根和咽部，然后咽下，每日 1 次，逐渐加到每日 2~3 次。

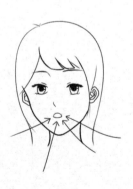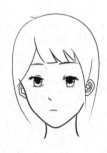

图13-3-55

第四节　中风中医适宜技术

一、中药外洗

(1) 原理　对于中风后偏瘫肢体疼痛和中风后的肩手综合征的患者，采用以桂枝、细辛、透骨消、乳香、没药等具有温经散寒、舒筋活络的中药煎汤浴足或浸浴，可有效地改善偏瘫患者患侧肢体的疼痛情况以及肢体的运动功能。

（2）作用　温经散寒、舒筋活络

（3）适应证　中风后肢体疼痛、肿胀，中风后的肩手综合征。

二、中药药枕

（1）原理　药枕是指枕头内芯的填充物为中草药，除了具有一般枕芯填充物的质地柔软、透气性好的特点之外，还有一定的治疗作用，如通过药物的刺激，进而激发经络腧穴之气，促进感传，使经络疏通，气血流畅；或直接作用于皮肤感受器和神经干可以使之处于兴奋、活跃或抑制状态从而调节血管和神经，改善局部的血液循环，松弛肌肉，调节神经。根据中风的不同症型为患者配治不同的药枕，主要有活络枕（由川芎、细辛组成）和清脑枕（由冬桑叶、冰片等组成）。

（2）作用　活络枕：活血化瘀通络；清脑枕：清热开窍。

（3）适应证　活络枕：适用于风痰瘀血、痹阻脉络型，气虚血瘀型，痰湿蒙塞心窍型。清脑枕：适用于肝阳暴亢、风火上扰型，痰热腑实、风痰上扰型，阴虚风动型，风火扰清窍型及痰热内闭心窍型。

三、通腑醒神液保留灌肠

（1）原理　中药灌肠法是将药液从肛门灌入或滴入肠腔，使药物进入肠黏膜丰富的毛细血管，然后直接进入下腔静脉而被吸收的一种治疗方法。通过灌肠可以让中药直达病所，同时也起到局部冲洗清洁的作用，通腑醒神胶囊的主要成分有牛黄、天竺黄等，具有开窍、醒脑的作用，可以改善中风中脏腑患者意识障碍。灌肠液是将通腑醒神胶囊12粒加到100ml生理盐水中配制而成。

（2）作用　醒神开窍，涤肠通便。

（3）适应证　中风中脏腑患者以及中风便秘患者。